AF537388

WASSERSTOFF PEROXID

Der Alleskönner

Wie Sie das hochwirksame Heilmittel H2O2 richtig anwenden und dosieren (Desinfektionsmittel, Medizin, Reinigung, Akne, Viren, Aufhellung, Garten, Haushalt, uvm.)

INHALT

Die Welt von Wasserstoffperoxid

Wenn Sie diesen Ratgeber lesen und so viel wie möglich über Wasserstoffperoxid erfahren möchten, sind Sie hier genau richtig. Wasserstoffperoxid hört sich als alleinstehender Begriff für Sie im ersten Moment vielleicht gefährlich und sehr chemisch an. In diesem Ratgeber lernen Sie, was eigentlich hinter dem großen Wort steckt und ob der Ruf berechtigt ist. Zunächst lernen Sie die Chemikalie an sich kennen und verstehen dessen Aufbau besser. Nachdem Sie etwas mehr über die Geschichte von Wasserstoffperoxid erfahren haben, entdecken Sie all die Bereiche, in denen der Stoff vorzufinden ist. Sie werden feststellen, dass Sie viel mehr Berührungspunkte mit der Chemikalie haben, als ursprünglich vermutet.

Nachdem das Thema, ob Wasserstoffperoxid nun gefährlich ist oder nicht, näher durchleuchtet wurde, widmen Sie sich dessen Anwendungsgebieten und Wirkungsweisen. Wenn Sie von den Fähigkeiten der Chemikalie genauso begeistert sind wie viele andere Menschen und sich manche Wirkungsweisen bei sich selbst wünschen, folgen abschließend einige ausgewählte Rezepte. Diese richten sich nach dem Wasserstoffperoxid als elementarem Bestandteil und als Schlüsselkomponente, um die Wirkung des jeweiligen Produktes überhaupt erst hervorzubringen. Nachdem Sie alle Facetten der Chemikalie kennengelernt haben, ist Ihr Wissensdurst hoffentlich schon zu großen Teilen gestillt und Sie können sich an die praktische Phase und das Ausprobieren der Rezepte begeben. Beachten Sie beim Umsetzen der Rezepte immer die auf dem Wasserstoffperoxid angegebenen Warnhinweise. Auch, wenn Sie Produkte für den Alltag herstellen und diese sogar teilweise für den Verzehr geeignet sind, hantieren Sie trotzdem immer noch mit einer Chemikalie. Viel Spaß bei der Reise durch alle Nuancen von Wasserstoffperoxid.

Was steckt hinter dem Begriff Wasserstoffperoxid?

DIE KATEGORIE DER OXIDATIONSMITTEL

Wasserstoffperoxid wird in die Großgruppe der Oxidationsmittel eingeordnet. Ein Oxidationsmittel ist grundsätzlich ein bestimmter Stoff, der die Stoffe, welche mit diesem in Kontakt treten, oxidiert. Dabei wird der oxidierende Stoff selbst aber reduziert. Die Reduktion ist neben der Oxidation auch eine chemische Reaktion und beschreibt den Prozess, bei dem Elektronen von einem Molekül, Atom oder Ion aufgenommen werden.

Bei der Oxidation hingegen werden Elektronen von einem Molekül, Ion oder Atom abgespalten. Findet also eine Oxidation durch das Oxidationsmittel statt, muss an anderer Stelle auch eine Reduktion erfolgen. Reduktion und Oxidation lassen sich ganz einfach miteinander verknüpfen, weil die Elektronen, die bei der Oxidation abgespalten wurden, auch irgendwo anders im Prozess der Reduktion wieder aufgenommen werden. Der Sachverhalt, dass Oxidation und Reduktion eigentlich nur zusammen existieren können, brachte den Fachbegriff der Redoxreaktion hervor. Dieser vereint die Tatsache bereits, dass Oxidation nicht ohne Reduktion auskommt und umgekehrt. Folglich kann Wasserstoffperoxid, weil es zu den Oxidationsmitteln und nicht zu den Reduktionsmitteln gehört, Elektronen aufnehmen.

Durch ihre Eigenschaften sind Oxidationsmittel unter anderem auch als Elektronenakzeptoren bekannt. Der Begriff Elektronenakzeptor ist ein neueres Synonym für die Oxidationsmittel. Historisch gesehen wurden Oxidationsmittel lange als Sauerstoffüberträger bezeichnet. Dieser Begriff ergründet sich aus der Tatsache, dass Oxidationsmittel bei ihrer Interaktion mit anderen Stoffen Sauerstoff abgeben können. Im Grunde greifen die

Elektronen und der Sauerstoff wie Zahnräder ineinander. Sauerstoff nimmt bei jeder Verbrennung die Elektronen auf, die vom jeweiligen oxidierten Brennstoff kommen. Mit Verbrennung ist eine bestimmte Form der eben erläuterten Redoxreaktion gemeint. Bei dieser Reaktion wird Energie in Form von Licht und Wärme frei. Dieser Aspekt wurde mit der Zeit stärker in den Vordergrund gerückt, weshalb auch der Begriff des Elektronenakzeptors größere Bedeutung gewann. Wasserstoffperoxid ist weitaus nicht das einzige Oxidationsmittel. Fluor und Sauerstoffdifluorid gehören beispielsweise auch in die Kategorie und sind sogar die stärksten Oxidationsmittel. Neben den Oxidationsmitteln, die aus einer Mischung von einzelnen Stoffen bestehen, wirken auch Übergangsmetalle, Metall- oder Edelmetallionen und einzelne Elemente für sich oxidierend auf andere Reaktionspartner. Unter diese Begriffe fallen, um ein paar wenige Beispiele zu nennen, Sauerstoff, Chlor, Iod, Brom, Schwefel, Permanganat, Kupfer, Silber und Bromat.

Alle Oxidationsmittel zusammengenommen, so unterschiedlich diese auch teilweise in ihrer Beschaffenheit sind, dienen vorrangig als Bleichmittel. Verwendung findet dieser Effekt in der Herstellung von Papier, in Desinfektionsmitteln oder bei der Reinigung von verschiedensten Textilien. Bleichmittel werden entweder auf Sauerstoffbasis oder auf Chlorbasis hergestellt, wohingegen Reinigungsmittel vorrangig Peroxide enthalten. Für die Desinfektion greift man auch auf Iod zurück. Dabei ist anzumerken, dass die Methoden, welche auf Chlor basieren, günstiger und effizienter, aber schlechter für die Umwelt sind. Andererseits wirkt sich Sauerstoff durch Ozon in größeren Mengen genauso schädlich auf den menschlichen Körper aus wie Chlor. Beide Stoffe sind in hohen Dosierungen giftig und reizend. Daher ist bei der Anwendung dieser Produkte immer Fingerspitzengefühl gefragt.

WASSERSTOFFPEROXID

Wasserstoffperoxid hat die Summenformel H_2O_2. Der Stoff befindet sich ohne weitere Behandlung im flüssigen Aggregatzustand, weil er aus einer relativ stabilen, flüssigen Verbindung aus Sauerstoff und Wasserstoff besteht. Der Anteil von Wasserstoff wird in der Strukturformel durch das H gekennzeichnet. Wasserstoff ist der Part der Verbindung, welcher das Endprodukt Wasserstoffperoxid flüssig macht. Außerdem ist Wasserstoff das leichteste aller bekannten Elemente und auch das am häufigsten vorzufindende. Sauerstoff macht den gasförmigen Anteil der Verbindung aus, welcher aber mit Wasserstoff gebunden, flüssig daherkommt. Sauerstoff allein ist geruch- und farblos und als Element ebenso häufig zu finden wie Wasserstoff. Der Stoff wird immer benötigt, wenn Verbrennung oder Korrosion ausgelöst werden soll. Sie haben sicherlich schon einmal gesehen, wie die Flamme einer Kerze erlischt, wenn man ein Behältnis darüberstülpt.

Die andauernde Verbrennung verbraucht den restlichen Sauerstoff, welcher sich in der kleinen Atmosphäre befindet. Sobald kein Sauerstoff mehr zur Verfügung steht, erlischt auch die Flamme sehr schnell. Die Korrosion ist Ihnen sicherlich im Zusammenhang mit dem Rosten von Eisen bekannt. Bei der Korrosion verbinden sich die Sauerstoffmoleküle mit Wasser zu sogenannten Hydroxy-Ionen. Diese Ionen sind in der Lage, mit dem jeweiligen Metall Hydroxide und Oxide zu bilden.

Wasserstoffperoxid ist unverdünnt blassblau und in verdünnter Form vollkommen farblos. Auch wenn Wasserstoff in der Verbindung enthalten ist, zeichnet sich Wasserstoffperoxid, im Vergleich zu Wasser, durch eine etwas höhere Viskosität aus. Die Viskosität beschreibt den Aggregatzustand einer Flüssigkeit ergänzend und verleiht der Beschreibung etwas mehr Charakter. Von der Viskosität spricht man immer dann, wenn man zusätzlich erläutern möchte, wie dünn- oder dickflüssig ein Fluid ist. Je geringer die Viskosität, desto dünnflüssiger das Fluid und umgekehrt. Wasserstoffperoxid ist also ein kleines bisschen dickflüssiger als stilles Wasser. Zudem hat es eine schwache Säure. Auch wenn Platz 1 und 2 der stärksten Oxidationsmittel bereits vergeben sind, wie Sie dem Teil über Oxidationsmittel allgemein entnehmen konnten, ist Wasserstoffperoxid im Vergleich trotzdem sehr stark und ruft besonders in Kombination mit Kaliumiodid, Messing und Kupfer heftige Reaktionen hervor. Wenn es hochkonzentriert verwendet oder mit einer anderen Komponente gemischt wird, hat es sogar genug Kraft, um als Raketentreibstoff zu fungieren. Die Lösung, die Sie am häufigsten für die noch folgenden Do-It-Yourself-Rezepte verwenden können, beschränkt sich auf 30 bis 35 %. Diese Konzentration wird allgemein im gewerblichen Handel verwendet und ruft ausreichend starke Wirkungen hervor.

DIE GESCHICHTE VON WASSERSTOFFPEROXID

Bereits 1818 entdeckte der französische Chemiker Louis Jacques Thénard Wasserstoffperoxid, als er Salpetersäure mit Bariumperoxid reagieren ließ. Bariumperoxid ist eine Kombination aus Sauerstoff und Barium. Wie Sie sehen können, ist die erste Komponente für Wasserstoffperoxid also in Bariumperoxid bereits enthalten. Die Salpetersäure bringt den wässrigen Aggregatzustand mit und darf sich selbst als stabilste Sauerstoffsäure bezeichnen. Er entwickelte das Verfahren nachträglich mit Schwefel- und Salzsäure weiter. Schwefelsäure brachte letztendlich jedoch das effektivste Ergebnis hervor, da das normalerweise entstehende Nebenprodukt bei der Reaktion, das Bariumsulfat, ausfällt. Bariumsulfat hat eine kristalline Struktur, ist in Wasser nicht löslich und für das Wasserstoffperoxid nicht von Nutzen. Dadurch, dass es ausfällt, ist das Endprodukt weniger verunreinigt. Das Ausfallen eines Stoffes bezeichnet, dass der besagte Stoff sich von der Lösung trennt und meistens in Flocken oder Kristallstrukturen herabsinkt. Dieser Prozess ist im Gefäß deutlich sichtbar, weil der ausgefallene Stoff am Boden verbleibt, sich deutlich von der Lösung abgrenzt und so Phasenübergänge erkennbar sind.

Das von Thénard entwickelte Verfahren wurde bis in die Mitte des 20. Jahrhunderts praktiziert. Da bei diesem Verfahren auch Wasser anfällt, gab es zahlreiche Versuche, das reine Wasserstoffperoxid vom Wasser zu trennen. Die enthaltenen Schwermetallionen und Festkörperspuren lösten aber

Explosionen aus und es kam meist zum katalytischen Abbau. Der katalytische Abbau beschreibt die Umsetzung von dem vorliegenden Wasserstoffperoxid zu Wasser und Sauerstoff. Am Ende hatten die Wissenschaftler bei ihren Versuchen, Wasserstoff herauszufiltern, also entweder den Stoff zersetzt oder zur Explosion gebracht. Da niemand Erfolg hatte und der Stoff auf die eine oder andere Art bei jedem Versuch zerstört wurde, glaubte man sehr lange, dass Wasserstoffperoxid in reiner Form nicht existieren kann und viel zu instabil ist.

Erst 1894 schaffte es der deutsche Chemiker Richard Wolffenstein, reines Wasserstoffperoxid durch die Vakuumdestillation zu gewinnen. Die Destillation ist für sich gesehen ein Verfahren, welches mit Hilfe von Temperaturunterschieden schwer zu verdampfende Stoffe von gut verdampfbaren Lösungsmitteln trennt. Die verdampften Lösungsmittel werden durch die Kondensation in ihrer reinen Form wieder verflüssigt und somit erhält man zwei getrennte, aber reine Lösungen. Die Destillation überzeugt besonders durch den Vorteil, dass bei dem Verfahren grundsätzlich nur Hitze und Kälte, aber keine weiteren Stoffe benötigt werden.

Bei der Vakuumdestillation von Wasserstoffperoxid wird der erhitzende Teil der Destillation durch niedrigen Druck, das Vakuum, ersetzt. Wasserstoffperoxid kann nicht durch die normale Destillation gewonnen werden, weil sich der Stoff bei zu starker Hitze zersetzt und am Ende im Grunde nur Wasserdampf destilliert wird. Der niedrige Druck sorgt dafür, dass das Wasserstoffperoxid sich von der wässrigen Lösung separiert und abgezogen werden kann. So bleibt der Stoff stabil und kann in seine reine Form versetzt werden. Besonders große Anwendung findet die Vakuumdestillation auch in der Erdölraffinerie.

Heutige Herstellung und Gewinnung von Wasserstoffperoxid

Nachdem Sie gelernt haben, wie das Oxidationsmittel entdeckt wurde, sind wir nun in der Gegenwart und im zeitgemäßen Herstellungsprozess angelangt. Früher wurde Wasserstoffperoxid, wie beschrieben, durch die Elektrolyse von letztendlich Schwefelsäure produziert. Die daraus entstandene Peroxidschwefelsäure konnte hydrolisiert und so wieder zu Schwefelsäure und dem Endprodukt Wasserstoffperoxid gemacht werden. Heutzutage greift man auf die technische Herstellung mit Hilfe des Anthrachinon-Verfahrens zurück. In diesem Fall setzt man Anthrahydrochinon in Anthrachinon und Wasserstoffperoxid um. Dies geschieht durch eine Druckausübung mithilfe von Luftsauerstoff. Daraufhin kann das gerade entstandene Nebenprodukt Anthrachinon diesmal mit Wasserstoff wieder reduziert werden und liegt am Ende des Prozesses erneut als Anthrahydrochinon vor. Durch diese Technik entsteht bei der Herstellung von Wasserstoffperoxid zwar ein Nebenprodukt. Dieses kann aber in seinen Ursprungszustand zurückversetzt und noch einmal verwendet werden. Diese Tatsache macht den Prozess besonders ergiebig und effektiv.

DIE EIGENSCHAFTEN VON WASSERSTOFFPEROXID

Physikalische Eigenschaften

Da sich Wasserstoffperoxid grundsätzlich in Wasser lösen kann, hängt die Löslichkeit auch nicht von einer bestimmten Prozentzahl der Konzentration ab. Wasser und Wasserstoffperoxid haben für sich gesehen fast identische Schmelzpunkte. Wenn die beiden Komponenten miteinander vermischt werden, sinkt der Schmelzpunkt jedoch deutlich ab. Im physikalischen Kontext wird mit Hilfe des Schmelzpunktes getestet, bei welcher Temperatur ein Stoff sich in den jeweils nächsten Aggregatzustand versetzen lässt. Man beobachtet also den Übergang von fest zu flüssig. Der Schmelzpunkt ist nicht dasselbe wie der Siedepunkt. Der Schmelzpunkt setzt sich aus Schmelztemperatur und dem einwirkenden Schmelzdruck zusammen. Der Schmelzpunkt ist, wie der Name schon impliziert, nur ein Punkt in der gesamten Schmelzkurve. Das Schmelzen von Stoffen wird also nicht nur auf diesen einen Schmelzpunkt begrenzt, sondern auf einen ganzen Schmelzverlauf, in Form einer Kurve, ausgeweitet. Diesen Prozess stellt man als Phasendiagramm dar. Wasserstoffperoxid kann schmelzen, weshalb dieser Stoff auch einen Schmelzpunkt hat. Es gibt aber auch Stoffe, die nicht geschmolzen werden können, weil diese vorher zerfallen oder nur sublimieren können. Beim Sublimieren geht ein Stoff direkt vom festen in den gasförmigen Zustand über. Der graduelle Übergang, welcher zunächst den flüssigen Zustand beinhaltet, fällt ganz weg.

Die Kombination aus Wasserstoffperoxid und Wasser hat ihren Schmelzpunkt bei -52 °C, wenn die beiden Komponenten jeweils genau die Hälfte der Lösung ausmachen. Sobald die Lösung aber einen prozentual höheren Anteil an Wasserstoffperoxid hat, sinkt der Schmelzpunkt parallel zum Anstieg des Gehaltes von Wasserstoffperoxid. So hat eine Lösung mit 90 % Wasserstoffperoxid nur noch einen Schmelzpunkt von -11,9 °C. Die reine Erscheinungsform von Wasserstoff weist den Schmelzpunkt bei -259 °C vor und Wasser schmilzt bereits bei exakt 0 °C. Es macht für den Wechsel in den flüssigen Aggregatzustand also einen sehr großen Unterschied, ob die Stoffe in Reinform oder gemischt vorliegen.

Wasserstoffperoxid und Wasser gehören zu den Gemischen, die azeotrop sieden. Wird das Gemisch also zum Sieden gebracht, wechselt es vom flüssigen in den gasförmigen Zustand. Daran ist zunächst nichts besonders. Die azeotrope Eigenschaft zeigt sich im gasförmigen Aggregatzustand. Das Gemisch besteht aus mindestens zwei Komponenten, liegt als Flüssigkeit vor und die entstehenden Gase, also die Dampfphase beim Sieden, hat exakt dieselbe prozentuale Zusammensetzung wie die restliche verbleibende Lösung im flüssigen Zustand. Aus diesem Grund kann Wasserstoffperoxid auch nicht durch einfache Destillation von Wasser getrennt werden. Nur durch den Wechsel des Aggregatzustandes lösen sich die beiden Stoffe nicht voneinander.

Die Form des Moleküls ist verwinkelt. Es weist den sogenannten Diederwinkel mit genau 111° vor. Der Diederwinkel kann von 0 bis zu 180°

reichen. Dieser spezielle Winkel entsteht nur, wenn die Moleküle nicht zyklisch, also im Kreis angeordnet sind, sondern durch Einfachbindungen zusammengehalten werden. Die etwas niedrigere Viskosität von Wasserstoffperoxid wird durch viele Wasserstoffbrückenbindungen hervorgerufen, die das Molekül in sich stark vernetzen. Die Kombination aus verwinkelter Struktur und vielen Wasserstoffbrückenbindungen innerhalb des Wasserstoffperoxids sorgt für die entsprechend höhere Dichte.

Chemische Eigenschaften

Wasserstoffperoxid ist dafür bekannt, mitunter in Sauerstoff und Wasser zu zerfallen. Um die Reaktion der Zersetzung auszulösen, wirken Schwermetallionen als Katalysatoren. Ein Katalysator ist dazu in der Lage, die Geschwindigkeit einer Reaktion zu erhöhen oder zu verlangsamen. Dafür reguliert der entsprechende Stoff die Aktivierungsenergie herab oder herauf. Der Katalysator selbst kann dabei nicht verbraucht werden und auch die durch die Reaktion freigesetzte Wärme bleibt konstant. Lediglich der Mechanismus der Reaktion wird beschleunigt oder gebremst. Dadurch, dass dieser Effekt bei Wasserstoffperoxid mit Hilfe von Schwermetallionen in beschleunigender Form hervorgerufen wird, werden die Lösungen für den Handel mit Stabilisatoren versetzt. Ein bekannter Stabilisator für eine Wasserstoffperoxid-Lösung ist die Phosphorsäure.

Weil Schwermetallionen einen basischen Charakter haben, wirkt diese Säure stabilisierend dagegen. Wasserstoffperoxid ist eines der starken Oxidationsmittel, wobei der Stoff keine Nebenprodukte oder schwer abzutrennenden Komponenten besitzt. Ohne verunreinigende Nebenprodukte muss der Stoff vor der Verwendung nicht noch einmal extra gefiltert werden und vereinfacht damit die Arbeit im Labor. Wenn Wasserstoffperoxid mit einem stärkeren Oxidationsmittel in Verbindung gebracht wird, kann es als schwächere Komponente auch reduzierend wirken. Bei einer Kombination mit Kaliumpermanganat würde Wasserstoffperoxid Elektronen übertragen und die Oxidationszahl des anderen Stoffes somit herabsetzen.

Wasserstoffperoxid weist eine sehr schwache Säure vor und beinhaltet als organische Ester und anorganische Salze die Peroxide und Hydroperoxide. Peroxide sind im chemischen Kontext eine eigene Stoffgruppe. Die Oxidationsstufe liegt bei -1, was die Peroxide zu negativ geladenen Ionen macht. Peroxide lassen sich noch in organische und anorganische Verbindungen unterteilen. Der anorganische Charakter kennzeichnet kohlenstofffreie Verbindungen und organische Peroxide enthalten wiederum Kohlenstoff. Anorganische Peroxide sind leicht salzig. Peroxide spalten sich sehr schnell auf und sind aus diesem Grund generell nur in geringen Mengen vorhanden.

Biologische Eigenschaften

Wasserstoffperoxid wirkt besonders als Dampf sehr ätzend. Die entstehenden Wunden werden nicht sofort bei Hautkontakt sichtbar. Auch die durch die Verätzungen entstehenden, stechenden Schmerzen setzen erst nach einer Weile ein. Wenn Sie also mit Wasserstoffperoxid in Kontakt kommen, sollten Sie den Hautbereich gut abwaschen. Damit erreichen Sie einen verdünnenden Effekt und die Reaktion fällt mit etwas Glück nicht so stark aus. Wenn gerade keine Wasserquelle zur Hand ist, sollten Sie den Stoff trotzdem so schnell wie möglich von der Haut entfernen. Wenn Wasserstoffdioxid in die Haut eindringt und sich dort zersetzt hat, bilden sich kleine Bläschen aus Sauerstoff, die die Haut wiederum weiß erscheinen lassen. Wie Sie vielleicht schon selbst geschlussfolgert haben, ist Wasserstoffperoxid allen Lebewesen gegenüber toxisch. Die Zytotoxizität des Wasserstoffperoxids funktioniert in Kombination mit den zytotoxischen T-Zellen Ihres adaptiven Immunsystems.

Diese reagieren auf die durch den Stoff infizierten Körperzellen und eliminieren diese, um eine weitere Verbreitung der fremden Substanz im Organismus zu unterbinden. Dadurch, dass Wasserstoffperoxid auch auf die prokaryotischen Kleinstlebewesen wirkt, hat der Stoff eine desinfizierende Wirkung. Zu den prokaryotischen Kleinstlebewesen gehören beispielsweise diverse Bakterien. Neben der Verätzung von Haut, Augen und Schleimhäuten birgt auch das Einatmen der Dämpfe ein Risiko. Die Dämpfe gelangen so tiefer in den Körper und entzünden womöglich die innen liegenden Schleimhäute. Im schlimmsten Fall kann ein Lungenödem entstehen. Bei einem Lungenödem tritt Blutflüssigkeit aus den Kapillargefäßen aus und fließt in das Zwischengewebe sowie auch in die Lungenbläschen.

Die Flüssigkeitsansammlung wird auch als Wasserlunge bezeichnet. Wenn Sie Wasserstoffperoxid aus Versehen in flüssiger Form verschlucken, verätzen Sie damit höchstwahrscheinlich die Speiseröhre. Außerdem zersetzt sich der Stoff dann im Magen und der freigesetzte Sauerstoff sorgt bei größeren Mengen für eine Überdehnung des Magens. Wenn durch andere Reaktionen mit körpereigenen Stoffen eine Schaumbildung einsetzt, besteht Lebensgefahr, da Sie an diesem Schaum ersticken könnten. Wasserstoffperoxid kann über verschiedene Wege in die Blutbahn gelangen. Dies geschieht beispielsweise über den Magen oder durch die Hautresorption. Ist das Oxidationsmittel im Blutkreislauf, reagiert der Körper unter anderem mit Schwindel, Kopfschmerzen, Durchfall, Erbrechen, Krämpfen oder Kreislaufstörungen allgemein.

Nachweis von Wasserstoffperoxid

Um die Anwesenheit von Wasserstoffperoxid nachweisen zu können, gibt es viele verschiedene Verfahren, die auf unterschiedlichen Eigenschaften des Oxidationsmittels basieren.

Um Wasserstoffperoxid mit der **Glimmspanprobe** nachweisen zu können, bedarf es vorbereitenden Schritten. Die Lösung, welche auf Wasserstoffperoxid getestet werden soll, muss zunächst mit Mangan-Ionen versetzt werden. Wenn sich bei der Reaktion von Mangan mit der Probelösung Gase entwickeln, kann die Glimmspanprobe gemacht werden. Die Glimmspanprobe ist eigentlich ein Nachweis für Sauerstoff. Da

Wasserstoffperoxid aber ja unter anderem in Sauerstoff zerfällt, würde man das Oxidationsmittel damit folglich ebenso nachweisen können. Für die Glimmspanprobe entzündet man ein Ende eines Holzspanes und löscht das entflammte Feuer wieder. Die dabei erhaltene Glut am Holzspan sollte noch glimmend in die Gaswolke oder das Gefäß mit Gas gehalten werden. Wenn der zuvor nur glimmende Span dann im Gas wieder von allein anfängt zu brennen, ist dies der Beweis für Sauerstoff und damit auch für die Anwesenheit von Wasserstoffperoxid.

Ein weiterer Nachweis ist der mit **Chromperoxid**. Wenn man Chromtrioxid mit Wasserstoffperoxid mischt, entsteht daraus Chromperoxid, welches eine signifikant blaue Färbung hat und sich in Ether lösen kann. Für den Nachweis muss Kaliumdichromat mit verdünnter Schwefelsäure angesäuert werden. Auf diese Mischung wird eine Schicht Ether geschüttet, die eine Dicke von 1 cm haben sollte. Zuletzt wird die zu untersuchende Probe hinzugegeben und alles zusammen geschüttelt. Wenn Wasserstoffperoxid in der Probe enthalten war, färbt sich die Phase aus Ether bläulich ein.

Die dritte Methode, um Wasserstoffperoxid nachzuweisen, erfolgt mithilfe von **Peroxotitanyl (IV)-Ionen**. Die Probe, welche Wasserstoffperoxid enthalten soll, wird bei diesem Nachweis mit Titangelb eingefärbt. Wird das Titangelb der Probe hinzugegeben und es ist Wasserstoff enthalten, bilden sich die sogenannten Peroxotitanyl-Ionen. Diese haben eine orangegelbe Färbung. Der Haken an diesem Nachweis ist aber, dass mit Wasserstoffperoxid im umgekehrten Sinne auch genauso gut Substanzen auf Titan getestet werden können. Daher ist diese Methode mit Vorsicht zu genießen.

Der letzte mögliche Nachweis ist der mit **Kaliumpermanganat.** Die Probe muss dazu in schwefel-saurer Lösung vorliegen. Die Kaliumpermanganat-Lösung wird hinzugegeben, bis eine schwache rosa Färbung eintritt. Die Färbung hält für eine Minute an. Das Verfahren verläuft oximetrisch.

Dies bedeutet, dass man die Kaliumpermanganat-Lösung mit einer Bürette langsam in die Testlösung tropft. Sobald die Färbung, also der Umschlag, eintritt, stoppt man die Titration und erhält den Nachweis. Die Färbung tritt immer dann ein, wenn die beiden Äquivalenzstoffmengen genau ausgeglichen sind.

Andere Formen von Wasserstoffperoxid

Neben der eigentlich flüssigen Darreichungsform des Oxidationsmittels in Form von Lösungen gibt es auch weitere Möglichkeiten. Im handelsüblichen Umlauf befinden sich neben den Lösungen auch Tabletten mit Wasserstoffperoxid, die Hydroperit oder Redhydrit genannt werden. Die Tabletten enthalten das Wasserstoffperoxid als Mischung mit Harnstoff und haben einen 35-prozentigen Anteil. Die Tabletten sollen in Wasser gelöst werden und geben einen salzig-bitteren Geschmack ab. Wenn Sie die Tabletten bevorzugen und diese exakt nach Packungsanweisung auflösen, erhalten Sie die handelsübliche 3-prozentige Lösung. Die Tabletten sollen als Antiseptikum angewendet werden. Wenn Sie auf die flüssige Variante zurückgreifen, befindet sich diese grundsätzlich in dunkel eingefärbten Plastik- oder Glasflaschen. Dies dämmt einerseits den starken Lichteinfall etwas, welcher sonst zum Zerfall des Stoffes führen würde. Außerdem darf die Verpackung keine Schwermetalle enthalten, weshalb man vorzugsweise Plastik oder Glas verwendet. Wasserstoffperoxid bekommen Sie in jeder Apotheke, im Internet oder über Versandapotheken.

Wo ist Wasserstoffperoxid vorzufinden und was ist sein Nutzen?

Bis jetzt haben Sie sich mit dem Oxidationsmittel an sich bekannt gemacht und mehr darüber erfahren, wie es aufgebaut ist, hergestellt wird und wie man es nachweisen kann. All diese Gesichtspunkte hören sich sehr chemisch und weit weg von der Realität an. Dieser erste Eindruck entspricht aber nicht der Wahrheit, denn Wasserstoffperoxid ist, trotz manch gefährlicher Eigenschaften, in jedem unserer Lebensbereiche enthalten. Sie sind sich vielleicht jetzt gerade noch nicht so sehr darüber bewusst, jedoch nehmen Sie wahrscheinlich tagtäglich Wasserstoffperoxid in geringen Mengen auf. Außerdem ist das Oxidationsmittel in der Natur und auch in Ihrem Körper vorzufinden.

WASSERSTOFFPEROXID IN DER NATUR

Wasserstoffperoxid ist überall

Es gibt einen Unterschied zwischen dem Wasserstoffperoxid, das von unserem Körper selbst hergestellt wird und atomaren Sauerstoff bereithält, und dem Wasserstoffperoxid, welches in der Natur vorkommt und so in unseren Organismus gelangt. Auch wenn die Verbindung als Chemikalie gilt, ist sie doch so elementar, dass man sie überall in der Natur vorfindet und auch genau diesen natürlichen Ursprung dort hat.

Wasserstoffperoxid, welches in der Natur vorkommt, bildet sich primär aus dem Ozon der Atmosphäre. Die Verbindung findet man in Schnee und Regenwasser. Das macht auch Sinn, weil das atmosphärische Ozon hoch liegt und sich das neu geknüpfte Wasserstoffperoxid mit der Luft mischen kann. So gelangt es letztendlich auch in den Schnee und das Regenwasser.

Zudem findet man eine erhöhte Konzentration des Oxidationsmittels in der mütterlichen Erstmilch sowie in Bienenhonig und Heilquellen. Dass Sie diese Form des Oxids auch durch das Obst und Gemüse aufnehmen, ist ebenso eine Tatsache. Ein Grund, warum Honig zum Heilen von Wunden genutzt wird, ist unter anderem dem enthaltenen Wasserstoffperoxid zu verdanken. Wenn Sie durch Ihre Nahrung mehr aktiven Sauerstoff aufnehmen möchten, beachten Sie, dass die Verbindung schon bei leichter Erwärmung zerfällt. Außerdem eignen sich industriell hergestellte Säfte nicht als Quelle. Diese bestehen nur aus Konzentraten, die mit künstlichen Vitaminen und Zusatzstoffen angereichert wurden. Die einzige Möglichkeit, den Energie bringenden Sauerstoff dann aufzunehmen, ist auf frisch gepresste Säfte zurückzugreifen. Diese enthalten alle ursprünglichen Nährstoffe und damit auch noch Wasserstoffperoxid.

Immunantwort von Pflanzen

Auch wenn Wasserstoffperoxid toxisch auf alle lebenden Organismen wirkt, ist es doch für manche Prozesse nicht verzichtbar. In der richtigen Dosierung und am richtigen Ort kann das Oxidationsmittel seine Wirkung entfalten und unterstützt die Gesundheit des Lebewesens. Genau dieser Fall tritt bei der Immunantwort von Pflanzen auch ein. Wie Sie dem Namen schon entnehmen können, geht es um das Immunsystem von Pflanzen, welches, genau wie der menschliche Körper, bestimmte Mechanismen in Gang setzt, um sich selbst zu schützen und gesund zu bleiben. Die pflanzliche Immunantwort ist mit der von Tieren vergleichbar. Tiere haben ein Immunsystem, welches teilweise angeboren und teilweise adaptiv, also erlernt ist. Pflanzen müssen sich hingegen vollständig auf das angeborene Immunsystem verlassen, welches unter anderem mit Wasserstoffperoxid funktioniert. Pflanzen haben keine Antikörper wie die Immunsysteme von Tieren. Dafür gibt es andere Abwehrmechanismen, die auf chemischen Stoffen beruhen, um Pilze, Bakterien, Viren oder Fressfeinde abzuwehren. Im Pflanzenreich spricht man in dem Fall dann nicht von der Immunität, sondern von der Resistenz. Die Immunantwort der Pflanzen teilt sich in die induzierte

Abwehr und hypersensitive Reaktionen auf. Wasserstoffperoxid ist in der induzierten Abwehr vorzufinden.

Der Fokus bei diesem Part der Immunantwort liegt auf den Pathogenen. Pathogene sind alle Schädlinge, wie Bakterien oder Viren, die ihrem Wirt Schaden zufügen. Haben die Pathogene eine Pflanze befallen, bindet die induzierte Abwehr die Moleküle des Pathogens, wie beispielsweise Proteine, an das dazugehörige Rezeptorprotein in der Plasmamembran der Pflanze.

Die Bindung aktiviert den Rezeptor und stößt zwei unterschiedliche Signalketten in Gang. Einerseits wird durch das Signal des Rezeptors die in der Plasmamembran sitzende NADPH-Oxidase aktiviert. Hinter diesem kompliziert wirkenden Namen steckt ein ganzer Komplex aus Enzymen, der aus der Zelle heraus gerichtet ist. Die Aktivierung des Enzymkomplexes sorgt für die Reduktion von Luftsauerstoff zu Superoxidanionen. Diese werden daraufhin zu unserem zentralen Oxidationsmittel, dem Wasserstoffperoxid und Hydroxyl-Radikalen, umgesetzt. Sind diese Oxidationsmittel produziert worden, lösen sie den weiteren Verlauf der Reaktionskette aus. Die Lipidperoxidation startet, die Enzym-Inaktivierung folgt und der Abbau von Nukleinsäuren bildet das Ende. Diese Reaktionen betreffen die befallenen Pflanzenzellen und die Pathogene. Im Grunde wird mit Hilfe von Wasserstoffperoxid also der kontrollierte Zelltod von befallenen Pflanzenzellen verursacht.

Die andere Kettenreaktion an Signalen löst mit Hilfe von Calcium die Produktion von Stickstoffmonoxid aus. Das gebildete Stickstoffmonoxid löst in Kombination mit Wasserstoffperoxid die hypersensitive Reaktion der Immunantwort von Pflanzen aus.

Ohne Wasserstoffperoxid würden Pflanzen den Schädlingen wehrlos erliegen und durch diese gefressen oder zerstört werden. Wasserstoffperoxid ist ein essenzieller Baustein in der pflanzlichen Immunantwort, ohne welchen das Immunsystem der gesamten Flora zum Erliegen kommen würde. Wenn Sie also einen Nachmittagsspaziergang durch den Wald machen, können Sie sich ganz sicher sein, dass Wasserstoffperoxid überall um Sie herum dafür sorgt, dass Ihr persönlicher Ruheort nicht beschädigt wird.

WASSERSTOFFPEROXID IM KÖRPER

Das körpereigene Wasserstoffperoxid

Neben dem Wasserstoffperoxid, welches synthetisch hergestellt werden kann oder durch die Nahrung aufgenommen wird, produziert der Körper diese Molekülverbindung auch selbst. Tatsächlich ist es ein großer Bestandteil des Immunsystems und wird vorrangig gegen Infektionen und Krankheitserreger eingesetzt. Der Clou am körpereigenen Wasserstoffperoxid ist die gezielte Wirkung auf die schädlichen Fremdkörper. Es dringt in die geschädigte Zelle ein und wirkt auf den Krankheitserreger. Die Zellmembranen werden dabei aber nicht geschädigt, weil diese von speziellen und selbst aus Sauerstoff bestehenden Eiweißmolekülen geschützt werden. Das Zielobjekt des Oxidationsmittels ist entweder ein Bakterium, ein Parasit, ein Virus oder ein Pilzbefall. All diese Organismen sind nicht gegen die atomare Version des Oxidationsmittels gewappnet und werden dadurch effektiv angegriffen. Die Eindringlinge werden vollständig eliminiert und das Immunsystem dadurch wesentlich entlastet.

Der neu entdeckte Botenstoff

Was Sie bereits wissen, ist, dass Wasserstoffperoxid ein Oxidationsmittel ist und durch die Freisetzung von Sauerstoff bleichend auf die Haut, die Haare oder auch die Zähne wirkt. Bei diesen Anwendungsgebieten liegt der Fokus einzig und allein darauf, Wasserstoffperoxid dem Körper zuzuführen. Weniger verbreitet ist die Tatsache, dass unser Körper das Oxidationsmittel selbst herstellt und dieses trotz seiner toxischen Eigenschaften gefahrlos verwenden kann. Unter anderem entsteht es als Produkt des Stoffwechsels in Folge von Zellatmung. Eigentlich gehört Wasserstoffperoxid zu der reaktiven Sauerstoffspezies. Diese Kategorie ist vorrangig für seine schädigenden Eigenschaften, in Bezug auf Zellen und dessen Inhalt, bekannt. Die reaktive Sauerstoffspezies hat sogar den Ruf, unter anderem Krebs zu verursachen, die Alterung des menschlichen Körpers voranzutreiben und degenerative Krankheiten zu unterstützen. Es ist bereits seit längerem bekannt, dass sich eine große Menge an Enzymen in den Körperzellen befindet, die speziell zum Abbau von Wasserstoffperoxid gebildet werden. Bis vor kurzem vermutete man, dass diese Peroxiredoxine als eine Art Schutz gegen eine zu hohe Konzentration an Wasserstoffperoxid in den Zellen fungieren.

Vor weniger als 10 Jahren erlangte man durch neuere Studien aber Erkenntnisse darüber, dass das Oxidationsmittel Wasserstoffperoxid weitaus nicht nur negative Auswirkungen auf den menschlichen Körper hat. Wasserstoffperoxid ist nicht nur toxisch und schadet dem Körper durch Verätzungen. Es ist nicht nur ein zufällig entstandenes Nebenprodukt anderer Stoffwechselprozesse, es ist auch für die Weiterleitung von Signalen unerlässlich. Wasserstoffperoxid wirkt also zusätzlich als Botenstoff. Er unterstützt die Weiterleitung von Signalen an die Körperzellen. Diese Signale werden beispielsweise durch Wachstumsfaktoren oder Hormone ausgelöst. Um die Signale in den Körperzellen zu verarbeiten, ist Wasserstoffperoxid zwingend erforderlich. So beeinflusst das Oxidationsmittel als Botenstoff also in großem Maße die korrekte Signalverarbeitung und damit auch die richtige Reaktion des Körpers auf die initiierenden Signale.

Dass Wasserstoffperoxid überhaupt ein Teil des Signalübertragungsweges zu Körperzellen ist und als Botenstoff fungiert, war lange Zeit unentdeckt. Forscher schenkten diesem Gedanken aus vielen nachvollziehbaren Gründen zunächst keine Beachtung. Wenn ein Stoff als Botenstoff, also signalübertragendes Molekül, wirken soll, müssen einige anspruchsvolle Eigenschaften erfüllt sein.

Signalübertragende Moleküle wirken immer spezifisch. Das bedeutet, dass Proteine, die das Signal verkörpern, immer selektiert werden müssen. Während der Botenstoff also manche Proteine gezielt oxidiert, müssen andere Signale genauso gezielt ignoriert werden, um die Körperzelle nicht zu überreizen und nur die wirklich wichtigen Reize weiterzuleiten. Wasserstoffperoxid ist ein im Vergleich sehr simpel aufgebautes Molekül, von dem man diese speziellen Eigenschaften nicht direkt erwarten würde. Außerdem fällt das Oxidationsmittel nur als Nebenprodukt an. Folglich ist nur eine sehr geringe Menge des Botenstoffes vorhanden. Zusätzlich gibt es immer noch die Peroxiredoxine, welche das Wasserstoffperoxid gezielt abbauen. Wie soll es also möglich sein, dass ein normalerweise toxisches Nebenprodukt einer anderen Reaktion, das in der Regel von Enzymen abgebaut wird, so eine große Rolle bei der Signalübertragung spielt?

Die Lösung dieses Rätsels ist ein schon bekannter Faktor, der sich als versteckter Komplize enttarnt hat. Wenn Wasserstoffperoxid als Nebenprodukt entsteht, stimmt die Erkenntnis, dass es fast sofort von den Peroxiredoxinen abgefangen wird. Diese Enzyme bauen das Oxidationsmittel aber nicht sofort ab. Die Kombination aus Wasserstoffperoxid und den abbauenden Enzymen ergibt gemeinsam alle Attribute, die ein Botenstoff benötigt. Die Peroxiredoxine fangen das Oxidationsmittel also lediglich ein. Sie verringern daraufhin nicht die Wirkung des toxischen Stoffes.

Da die abbauenden Enzyme, im Gegensatz zum Nebenprodukt, in der Lage sind, Proteine gezielt zu beeinflussen und spezifische Wechselwirkungen hervorzurufen, lenken sie die oxidative Wirkung des toxischen Stoffes nur.

Wenn also Wasserstoffperoxid das Auto ist, um die ankommenden Signale zu verarbeiten, sind die Wasserstoffperoxid abbauenden Moleküle der Fahrer, welcher Richtung und Dosierung bestimmt. Die ankommenden Proteine, die die Signale verkörpern, werden also oxidiert, dadurch verändert und können korrekt auf die Körperzelle einwirken. Diese oxidative Veränderung ist aber nur von kurzer Dauer und verursacht auch keine bleibenden Schäden. Die neuen Erkenntnisse werden in aktuellen Studien angewandt, um die Eindämmung von Tumorzellen zu erforschen und mit Hilfe von Wasserstoffperoxid möglicherweise erfolgreich durchzuführen.

Die Relevanz von Sauerstoff für den menschlichen Organismus

Neben der neu entdeckten Tatsache, dass das Oxidationsmittel eine wichtige Rolle bei der Signalübertragung spielt, ist Wasserstoffperoxid auch unerlässlich für die Balance des Körpers generell. Eine ausgewogene Versorgung der menschlichen Zellen mit Energie ist nur möglich, wenn Wasserstoffperoxid vorhanden ist. Das Oxidationsmittel ist im Wesentlichen dazu da, den Zellen durch die eigene Zersetzung genug Sauerstoff zur Verfügung zu stellen. Neben Wasser ist Sauerstoff eines der essenziellen Moleküle, ohne die der Körper und seine Zellen nicht überleben können. Da Wasserstoffperoxid sich genau in diese beiden Bestandteile abbauen lässt oder von allein zerfällt, hat die Molekülverbindung einen großen Anteil an unserem allgemeinen Wohlbefinden.

Es ist faktisch so, dass der menschliche Organismus ohne genügend Sauerstoff nicht existieren kann. Es gibt Organismen, wie seltene Bakterienarten, die sogar im Weltall bei -5000 °C und keinerlei Sauerstoffsättigung überleben können. Selbst fast bis zum Erdkern finden sich Mikroorganismen, die den widrigsten Bedingungen standhalten können. Der Mensch gehört nicht zu diesen Lebewesen und ist deshalb auf die ausreichende Versorgung mit allen lebenserhaltenden Nährstoffen angewiesen. Allein aus diesem Grund und weil unsere Umgebungsluft Sauerstoff enthält, haben wir ein Atmungssystem, die Lunge. Wir sind dazu gezwungen, kontinuierlich ein- und auszuatmen, weil wir sonst schlichtweg sterben. Jede einzelne Körperzelle benötigt eine gewisse Menge an Sauerstoff, um nicht nur zu überleben. Es muss genug Sauerstoffsättigung vorhanden sein, damit die Zelle auch ihrer vorhergesehenen Arbeit nachgehen kann und dauerhaft gesund bleibt. Zellen mit zu wenig Sauerstoff können keine Energie produzieren und schaden dem gesamten restlichen Organismus auf Dauer möglicherweise noch durch eine Erkrankung, die sich dann auch auf andere Zellen ausweitet.

Die Energie, die unser Körper primär benötigt, wird durch die Nahrungsaufnahme von Kohlenhydraten, Fetten und Proteinen gedeckt. Diese Energiequellen werden aber nicht einfach so zu jeder Zelle unseres Körpers geleitet und dann ist die Energiezufuhr beendet. Damit die menschlichen Zellen auf diese Energiequelle zugreifen können, müssen die Nahrungsbestandteile mit Hilfe von Sauerstoff in einer Verbrennungsreaktion umgewandelt werden. Erst dann können diese genutzt werden. In Ausnahmefällen besteht die Möglichkeit, die Nahrungsbestandteile auch ohne Sauerstoffzufuhr, also anaerob zu verarbeiten. Dies ist aber nur unter extremem körperlichem Stress möglich und hält kurz an.

Ein besonders anschauliches Beispiel für den Unterschied zwischen aerober und anaerober Energiebereitstellung ist der Extremsport. Wenn Sie in gemäßigtem Schritttempo eine Runde durch den Park spazieren, merken Sie eher nichts von Ermüdungserscheinungen der Muskulatur. Wenn Sie aber Extremsport betreiben und beispielsweise eine lange Strecke im Sprint zurücklegen möchten, sieht die Situation schon anders aus. Dadurch, dass Ihre Muskulatur und die dort liegenden Körperzellen so eine große Arbeit leisten müssen und so ein hohes Maß an Energie bereitstellen sollen, kommt der Sauerstoff mit der Zeit nicht mehr nach. Sie verbrauchen dann mehr Energie, als mit Hilfe von Sauerstoff nachproduziert werden könnte. In diesem Fall geht die Energiebereitstellung auch ohne Sauerstoff eine kurze Zeit lang weiter. In Sportlerkreisen nennt man diesen Fall den anaeroben Bereich. Bleiben Sie nun im anaeroben Bereich, verkrampft irgendwann die Muskulatur und es fällt Ihnen schwerer, das Tempo zu halten, weil der Körper nicht mehr ausreichend mit Sauerstoff gesättigt ist und die Energiespeicher geleert wurden.

Dieses anschauliche Beispiel verdeutlicht sehr gut, dass der Körper ohne ausreichend Sauerstoff nicht funktionieren kann. Jede einzelne Zelle im Körper bildet im Verbund ganze Organe, die alle überlebenswichtig sind. Die Funktionalität eines jeden Organs hängt also maßgeblich vom Sauerstoff ab. Sicherlich kennen Sie die weit verbreiteten Eckdaten, dass man fast ganze 4 Wochen ohne Nahrungszufuhr überleben kann. Ohne jegliche Flüssigkeitszufuhr kann der Mensch bis zu maximal 4 Tage überleben. Wenn aber der Sauerstoff fehlt, bleiben Ihnen noch 4 Minuten zum Leben. Dieser Vergleich verdeutlicht einmal mehr, wie wichtig Sauerstoff ist und damit auch eine natürliche Quelle an Wasserstoffperoxid, die sich innerhalb des Körpers zu Sauerstoff und Wasser abbauen lässt. Ohne die nötige Energie arbeitet die Zelle nicht. Ohne die Verbrennung der Nährstoffe mit Sauerstoff entsteht die nötige Energie gar nicht erst. Ohne den Sauerstoff gibt es also keine Verbrennung, die für die Energiezufuhr notwendig wäre.

Da Sie nun wissen, dass Sauerstoff für jede einzelne Zelle notwendig ist, können Sie daraus schlussfolgern, dass der ganze Körper und all seine Funktionen auf die entsprechende Sättigung angewiesen sind. Sie wissen auch, dass der Körper neben reinem Sauerstoff auch Wasser, Kohlenhydrate und Proteine zum Überleben benötigt. Wenn man sich einmal vor Augen führt, wie Proteine, Kohlenhydrate, Wasser und die Energie aufgebaut sind und woraus diese bestehen, verdeutlicht sich die Unablässigkeit von Sauerstoff. Proteine sind eine Kombination aus Stickstoff, Kohlenstoff, Sauerstoff und Wasserstoff. Kohlenhydrate bestehen aus Kohlenstoff, Sauerstoff und Wasserstoff. Wasser besteht aus Wasserstoff und Sauerstoff und die Energie an sich besteht aus Kohlenhydraten und Sauerstoff. Sie sehen, dass alle natürlich vorkommenden Vitalelemente, die der Körper unbedingt benötigt, aus Wasserstoff oder Kohlenstoff bestehen, aber vor allem immer aus Sauerstoff. Durch diese Tatsache kristallisiert sich noch einmal heraus, wie natürlich Wasserstoffperoxid für den menschlichen Organismus eigentlich ist und wie selbstverständlich er diese Molekülverbindung zu seinem eigenen Nutzen verwenden kann.

Das Ergrauen der Haare im Alter

Sie haben nun bereits feststellen können, dass Wasserstoffperoxid gefährlich für den Körper sein kann. Trotzdem hat das Oxidationsmittel eine Daseinsberechtigung im Körper. Es fungiert, auch wenn es nur ein Nebenprodukt einer anderen Reaktion ist, als wichtiger Botenstoff, ohne den die Signalweiterleitung an die Körperzellen nicht so effektiv möglich wäre. In diesem Zusammenhang haben Sie bereits erfahren, dass Wasserstoffperoxid trotz seiner Verwendung vorrangig abgebaut wird, um größere Schäden zu verhindern. Mit dem Hintergrundwissen lässt sich ein anderes, deutlich sichtbareres Phänomen des Körpers erklären. Während Wasserstoffperoxid in den Zellen bei der Signalübertragung hilft und sich in erster Linie nur dadurch bemerkbar macht, dass die körpereigenen Signalketten einwandfrei verlaufen, spielt das Oxidationsmittel eine deutlich größere Rolle beim Ergrauen der Haare. Auch wenn man den Verlauf der Verfärbung von Haaren im Alter meistens als grau bezeichnet, so ist dieser Titel wissenschaftlich doch nicht ganz korrekt.

Wenn man die wissenschaftlich korrekte Sichtweise in den Vordergrund stellt, lässt sich aussagen, dass es graue Haare im Grunde nicht gibt. Mit zunehmendem Alter werden Ihre Haare entweder farblos oder weiß werden. Die graue Färbung ist dabei aber nicht tatsächlich vorhanden, sondern nur ein optisches Phänomen. Der graue Schimmer wird durch die Mischung aus bereits pigmentlosen und noch pigmentierten Haaren hervorgerufen. Sicher ist Ihnen auch bekannt, dass jeder Mensch eine andere Nuance an grauem Haar vorweist, wenn ein höheres Alter erreicht wird. Allein die Aussage dementiert im Grunde genommen die augenscheinlich graue Färbung und damit den umgangssprachlichen Begriff. Würden sich die Haare bei jedem Menschen mit dem Alter grau färben, hätte doch theoretisch jeder dieselbe graue Färbung. Dadurch, dass der graue Ton aber nur durch eine Kombination aus gefärbten und farblosen Haaren entsteht, ist die graue Nuance genauso individuell wie die vorherige Haarfarbe.

Da der Begriff des Ergrauens aber so weit verbreitet ist und Sie garantiert sofort wissen werden, worum es sich handelt, wird die Bezeichnung in diesem Fall so beibehalten. Es gibt zwei wesentliche Gründe, wieso Haare im Alter oder bei Krankheiten ihre Pigmentierung verlieren. Der Grund, den Sie in diesem Zusammenhang kennenlernen, beinhaltet Wasserstoffperoxid. Um den Prozess unter Einfluss von Wasserstoffperoxid zu verstehen, machen Sie zunächst einen kleinen Exkurs in die Welt der Haarfarben und bauen auf diesem Basiswissen auf.

Ihre eigene Haarfarbe als praxisnahes Beispiel hängt maßgeblich davon ab, wie viele Pigmente von Phäomelanin und Eumelanin in der Faserschicht Ihrer Haare eingelagert sind und welches Mengenverhältnis diese zueinander haben. Das Pigment Phänomelanin ist der rot-goldene Faktor. Wenn Sie rotes, hellblondes oder blondes Haar haben, befindet sich in der Faserschicht Ihrer Haare besonders viel von diesem Pigment. Im Gegensatz zu Eumelanin ist das Pigment in seiner Struktur deutlich kleiner und feiner. Eumelanin ist im Grunde das genaue Gegenteil von Phänomelanin. Es bringt den braun-schwarzen Faktor mit in die Mischung und beeinflusst, wie dunkel die Haarfarbe letztendlich ist. Die Struktur des Pigments ist deutlich größer und grober. Haben Sie schwarzes Haar, liegt es in kleinen erkennbaren Körnchen in der Faserschicht der Haare.

Dementsprechend haben Sie keinerlei Phänomelanin eingelagert. Allein die Kombination dieser beiden Pigmente ruft alle uns bekannten natürlichen Haarfarben hervor, die wiederum in unzählige Nuancen unterteilt werden können. Eine interessante Hintergrundinformation zum Thema Haarfarben ist, dass mehr als 50 % der gesamten Weltbevölkerung komplett schwarzes Haar hat. Mehr als 70 % der Weltbevölkerung hat generell dunkle Haare. Dies liegt daran, dass schwarze Haare in der Vererbung an die Kinder genetisch dominanter sind als hellere Haare und sich demnach häufiger ausprägen als die andere Möglichkeit. Wer von Natur aus blond ist und die helle blonde Farbe nach der Kindheit nicht durch eine natürliche Abdunklung verliert, kann sich zu den 2 % der Menschen zählen, die diese Haarfarbe natürlicherweise haben. Natürliches Blond ist also sehr selten.

Die beiden Pigmente, welche jede natürliche Haarfarbe im unterschiedlichen Mischungsverhältnis hervorrufen, basieren auf Melanin. Damit die Haare ihre Färbung erhalten können, muss die körpereigene Produktion von Melanin also gegeben und aufrechterhalten werden. Ein wichtiger Bestandteil für die Produktion von Melanin ist die Aminosäure Tyrosin. Diese Aminosäure verkörpert die Ausgangssubstanz für die Biosynthese von unter anderem Melanin und ist essenziell für die Pigmentierung der Haare.

Wenn der menschliche Körper altert oder von bestimmten Krankheiten beeinflusst wird, lässt die Produktion der Aminosäure Tyrosin schrittweise nach. Infolgedessen lässt auch die Aktivität der Katalase nach. Katalase ist das Enzym, welches Wasserstoffperoxid in Wasser und Sauerstoff zersetzt und das Oxidationsmittel somit unschädlich machen würde. Wasserstoffperoxid fällt weiterhin als Nebenprodukt an, wird aber weniger häufig zersetzt und behält deswegen seine stark oxidativen Eigenschaften. Das Oxidationsmittel befindet sich unter anderem auch im Haarschaft und beeinträchtigt dort die Tyrosinase. Diese Beeinträchtigung führt zu einer Schädigung des aktiven Zentrums im Enzym. Das aktive Zentrum eines jeden Enzyms ist immer der Ort, an dem alle Reaktionspartner spezifisch gebunden werden. Durch Wasserstoffperoxid bleibt das Enzym also zunächst bestehen, verliert aber durch die Schädigung seine Funktionalität.

Diese Schäden können vom Körper mit der Zeit nur noch in begrenzter Anzahl oder gar nicht mehr repariert werden. Die fehlende Ausgangssubstanz für die Produktion von Melanin und damit den Farbpigmenten der Haare endet in einer Hypopigmentierung. Hypopigmentierung ist ein Synonym für die Depigmentierung. In diesem Fall wird das Haar depigmentiert. Allgemein ist eine Depigmentierung aber auch bei der Haut und der Iris möglich. Da die Haare depigmentiert werden und sich das im Haarschaft befindliche Wasserstoffperoxid irgendwann in seine Einzelteile zersetzt, lagern sich Sauerstoffbläschen ein, die das Haar weiß erscheinen lassen.

WASSERSTOFFPEROXID IM ALLTAG

Bevor es in folgenden Kapiteln stärker darum gehen wird, wie Wasserstoffperoxid auch medizinisch im und außerhalb des Körpers eingesetzt werden kann, verdeutlicht dieses Kapitel stärker, dass der eigentlich toxische Stoff im Alltag sehr hilfreich ist und wir diesen tagtäglich zu uns nehmen oder für anderes benutzen. Neben den vielseitigen Einsatzmöglichkeiten von Wasserstoffperoxid werden Sie als zusätzliche Fun Facts mehr darüber lernen können, wie viel Explosionskraft hinter dem eigentlich so simplen Molekül steckt. Im vorletzten und letzten Unterkapitel machen Sie einen Exkurs in die mit Action beladenen Attribute des Oxidationsmittels und bauen sich rar gesätes Zusatzwissen auf.

Verwendung als allgemeines Bleichmittel

Wasserstoffperoxid fungiert natürlicherweise, wie schon in einführenden Kapiteln angeschnitten, als Bleichmittel. Bleichmittel allgemein entfernen die Pigmente aus den Materialien, mit denen sie lange genug in Berührung kommen. Am häufigsten werden weltweit mit Abstand Zellstoffe gebleicht. Zellstoff ist eine faserige Masse, die aus Pflanzen entsteht, wenn diese chemisch aufgeschlossen wurden. Die Fasern bestehen fast ausschließlich aus Cellulose und sind ein essenzieller Rohstoff für die Papierherstellung. Zellstoff wird zum größten Teil aus Holz gewonnen. Natürliche und unbehandelte Zellstoffe haben immer einen leicht gelblichen Ton an sich, weil die Fasern Lignin enthalten. Das in den Zellwänden eingelagerte Lignin sorgte ursprünglich für die Verholzung der Pflanzenzellen.

In der weiteren Verarbeitung des Zellstoffes wird es durch die gelbliche Verfärbung der Fasern aber eher als störend angesehen. Das Bleichverfahren mit Wasserstoffperoxid fällt unter die Kategorie der oxidativen Bleichmethoden. Zu dieser Kategorie gehören ebenfalls Perborate,

Peroxyessigsäure und diverse Chlorverbindungen. Die Bleiche mit Wasserstoffperoxid ist teurer als manch andere Bleichmethoden. Heutzutage werden fast nur noch Flachsfasern, also Leinen und Baumwollstoffe, mit Wasserstoffperoxid gebleicht. Trotzdem besteht die Möglichkeit, auch Holz- und Zellstoffe mit dem Oxidationsmittel zu behandeln. Die eigentliche Bleichreaktion muss in einem alkalischen Milieu, also im basischen pH-Wert stattfinden. Dies macht auch Sinn, da Oxidationsmittel selbst, wie schon gelernt, leicht säuerlich sind und zusätzliche Säuren als Katalysatoren der Reaktion wirken. Im schlimmsten Fall würde also eine Explosion ausgelöst werden. Das Perhydroxylanion des Wasserstoffperoxids bildet eine kovalente Bindung mit dem partiell positiv geladenen Farbstoff und vollendet so die Oxidation. Wasserstoffperoxid wirkt als Bleichmittel sehr effektiv gegen alle organischen Verbindungen und Aldehyde. Alle Produkte, die bei der Oxidation entstehen, sind bei der richtigen Durchführung der Bleiche im Wasser löslich und können ganz leicht ausgewaschen werden. Die eigentliche Struktur der Holz- oder Zellulosefasern wird nicht verändert oder angegriffen. Dies wird aber nur wirklich sichergestellt, wenn die Fasern zuvor durch eine saure Wäsche behandelt wurden oder Komplexbildner alle anhaftenden Schwermetalle zuvor entfernt haben.

Besonders im Handwerk und bei der Restaurierung von Möbeln bleicht man gerne mit Wasserstoffperoxid. Dadurch werden die Möbelstücke wieder aufgehellt und sehen neu aus.

Da Haare im Laufe der Alterung oder durch Krankheiten schon natürlicherweise mit Wasserstoffperoxid gebleicht werden, liegt es nahe, andere Haarfarben künstlich durch das Oxidationsmittel hervorzurufen. Wasserstoffperoxid wird zum Färben, Blondieren und Tönen genutzt. Es kommt aber auch zum Einsatz, wenn man die Haare dauerhaft verformen möchte. Die Dauerwelle oder eine permanente Glättung funktionieren also ebenso mit Wasserstoffperoxid. Dauerhafte Verformungen müssen mit Hilfe von chemischen Reaktionen erfolgen, weil all die Mühe des Friseurs sonst genauso lange halten würde wie die Frisur, die man sich zuhause selbst mit dem Lockenstab oder Glätteisen macht. Die Umformung zur Dauerwelle basiert beispielsweise darauf, dass das Keratin in den Haaren chemisch so reagiert, dass es sich verformt. Um diesen Effekt hervorzurufen, wird Thioglykolsäure aufgetragen. Diese Säure bricht durch die Übertragung von Elektronen die Cysteinbindungen des Haares auf, welche eigentlich für die Stabilität und Festigkeit verantwortlich sind. Das Haar hat daraufhin weniger Stabilität und ist formbar. Nachdem die Lockenwickler zum Einsatz kamen, trägt man das Wasserstoffperoxid auf. Durch die oxidative Wirkung schließen sich die zuvor aufgespaltenen Disulfidbrücken in der neuen Form wieder zusammen. So wird die durch die Lockenwickler hervorgerufene Form dauerhaft beibehalten.

Neben der kosmetischen Anwendung für die Haare wird die Bleichwirkung des Oxidationsmittels auch sehr häufig bei der Aufhellung von Zähnen verwendet. Die Zahnaufhellung wird passend zum Verfahren auch oft als Bleaching bezeichnet. Die meisten Präparate, welche zum Aufhellen genutzt werden, enthalten Wasserstoffperoxid als ausschlaggebenden Wirkstoff. Meistens wird das Oxidationsmittel in Form von Harnstoffperoxid oder Carbamidperoxid angewendet. Damit das Wasserstoffperoxid effektiv wirken kann, wird vor der eigentlichen Behandlung eine gründliche Zahnreinigung durchgeführt.

Das Wasserstoffperoxid kann auf einer gereinigten Oberfläche besser in den Zahn eindringen. Dort spielt sich eine ähnliche Reaktionskette ab wie die, die Sie schon beim Ergrauen der Haare kennengelernt haben. Das Oxidationsmittel spaltet Sauerstoff-Radikale innerhalb des Zahnes ab. Die freien Sauerstoff-Radikale verändern die Farbstoffe des Zahnes dann chemisch so, dass sie farbloser erscheinen. Von außen betrachtet wirken die Zähne dann weißer. Das Wasserstoffperoxid für die Zahnaufhellung sollte jedoch immer einen neutralen pH-Wert haben. Schwankt der pH-Wert leicht ins saure oder basische Milieu, wird die Zahnstruktur aufgeraut und eine nachträgliche Verfärbung begünstigt.

Alle Bleichmittel, die hauptsächlich mit Wasserstoffperoxid arbeiten und im kosmetischen Bereich verwendet werden, betiteln das eigentliche Oxidationsmittel auch oftmals als Aktiv-Sauerstoff. Diese Umformulierung geschieht aus reinen Werbezwecken. Der neue Begriff hört sich im Vergleich zum Wasserstoffperoxid weniger chemisch und mehr natürlich an. Mit diesem Marketing möchte der Hersteller erreichen, dass mehr Kunden zu diesem als zu anderen Produkten greifen. Der Begriff suggeriert, dass man ein Produkt anwendet, welches auf natürliche Weise wirkt, weniger aggressiv und weniger schädlich für den Körper ist. Damit soll die Hemmschwelle beim Kauf gesenkt werden. Trotzdem steckt hinter diesem Begriff letztendlich immer noch dasselbe Wasserstoffperoxid.

Neben den wahrscheinlich geläufigeren Anwendungsbereichen von Wasserstoffperoxid als Bleichmittel findet es auch in der Tierpräparation seine Anwendung. Zumeist werden sichtbare Skelette von Wirbeltieren mit Wasserstoffperoxid behandelt, da die natürliche Färbung des Knochens nicht so hell ist wie die des fertig präparierten Skeletts. Diese Aufhellung wird aus rein ästhetischen Zwecken durchgeführt und dient nicht der wissenschaftlichen Korrektheit der präparierten Tierknochen.

Verwendung in der Aufbereitung von Wasser

Neben vielen Bleichmethoden hat das Oxidationsmittel auch eine reinigende Wirkung, die im folgenden Unterkapitel noch bis in die Desinfektion und Sterilisation geht. Die reinigende Wirkung, welche noch nicht die Größenordnung von Desinfektion oder Sterilisation erreicht hat, eignet sich besonders gut zur Aufbereitung von Wasser. Dabei wird das Wasser nicht einfach nur mit dem Oxidationsmittel versetzt, da es für sich allein nicht stark genug oxidieren kann.

Es gibt viele verschiedene Verfahren zur Aufbereitung von Wasser, das UVOX-Verfahren ist jedoch ein gutes Beispiel, welches mit Wasserstoffperoxid arbeitet. Das Wasserstoffperoxid wird dem zu reinigenden Wasser hinzugegeben und dann verstärkt mit UV-Strahlen beleuchtet. Die Kombination aus UV-Strahlen und Wasserstoffperoxid sorgt für eine Bildung des sogenannten Hydroxyl-Radikals. Das Hydroxyl-Radikal besteht letztendlich aus einem Sauerstoff- und einem Wasserstoffatom. Zudem besitzt es als Radikal ein ungepaartes, einzelnes Elektron. Da Moleküle immer dazu tendieren, keine ungepaarten, also freien Elektronen zu haben, geht es sehr schnell Reaktionen ein. Die Oxidationswirkung des Hydroxyl-Radikals ist deutlich stärker als die des einfachen Wasserstoffperoxids. Diese deutlich verstärkte Oxidationswirkung kann auch in größeren Mengen von Wasser alle organischen Verbindungen abbauen, die vorher als Verunreinigungen angesehen wurden.

Mit diesem Verfahren werden nicht nur milde organische Verbindungen abgebaut, sondern auch deutlich aggressivere Substanzen, wie Unkrautbekämpfungsmittel entfernt. Normalerweise werden hartnäckigere Substanzen oder Pestizide durch Aktivkohle aus dem Trinkwasser herausgefiltert. Die Verwendung von Wasserstoffperoxid ist im Vergleich nicht nur kostengünstiger. Hartnäckigere Pestizide werden bei der sogenannten nassen Verbrennung abgebaut. Normalerweise würde das Trinkwasser durch den Abbau von Pestiziden salziger werden. So entsteht ein ungewolltes Ungleichgewicht an Mineralien, welches durch einen zusätzlichen Aufbereitungsschritt behoben werden muss. Bei der nassen Verbrennung ergeben sich aber nur Abbauprodukte wie Sauerstoff, Wasser, Stickstoff und Kohlenstoffdioxid. Diese sind als Gase natürlicherweise im Wasser vorhanden und versalzen es nicht zusätzlich.

Neben der industriellen Aufbereitung unseres Trinkwassers kommt Ihnen die natürliche Bildung von Wasserstoffperoxid auch zuhause zugute. Wenn Sie eine Wasserflasche zuhause haben, die beispielsweise zwei Tage lang stand und schon einmal geöffnet wurde, schmeckt man dies in der Regel und beschreibt es als abgestandenes Wasser. Probieren Sie das Wasser und wenn es abgestanden schmeckt, schließen Sie die Flasche und schütteln diese für eine Weile. Durch das Schütteln gelangt wieder mehr Sauerstoff in das Wasser und es bilden sich Molekülverbindungen, die Wasserstoffperoxid ergeben. Die Konzentration des Oxids ist verschwindend gering. Es besteht also keine Gefahr bei diesem Experiment. Die Bildung von neuem Wasserstoffperoxid im Wasser verbessert den Geschmack wieder und das Wasser wird wieder reiner. Dieser Mechanismus konnte bereits im Labor nachgewiesen werden. Wüsste die breite Masse, dass beim Schütteln einer Wasserflasche Wasserstoffperoxid entsteht, würden viele Menschen wahrscheinlich in Zukunft darauf verzichten, weil die Warnhinweise und das allgemeine Image des natürlichen Oxids abschrecken.

Verwendung als Desinfektion und Sterilisation

Geht man mit der Oxidationsleistung von Wasserstoffperoxid einen Schritt weiter, lässt sich durch den Stoff sogar eine Desinfektion und Sterilisation herbeiführen. Um die Wirkung des Wasserstoffperoxids für diese beiden Ergebnisse näher erläutern zu können, ist es hilfreich, genau zu wissen, was Desinfektion und Sterilisation eigentlich sind und wo überhaupt der Unterschied zwischen den beiden Begriffen liegt.

Bei der Desinfektion geht es darum, so viele krankmachende Keime von einer Oberfläche oder einem Gegenstand zu entfernen, dass bei der Berührung dieser Oberfläche keinerlei Infektionsgefahr mehr besteht. Man versucht dabei, die Keimanzahl zu 85 bis 99 % zu verringern. Trotzdem ist die Oberfläche oder der Gegenstand dann noch nicht vollständig keimfrei.

Bei der Sterilisation geht es maßgeblich darum, die Oberfläche oder den Gegenstand vollständig von Keimen jeglicher Art zu befreien, sodass das sterilisierte Objekt zu 100 % keimfrei ist.

Zur Desinfektion im Haushalt wird vorwiegend eine 3-prozentige Lösung von Wasserstoffperoxid verwendet. Wenn der Rachen- oder Mundraum desinfiziert werden soll, ist für die Mundspülung eine Verdünnung auf 0,3 % zu erreichen. Desinfektion durch Wasserstoffperoxid wird außerdem sehr häufig in der Zahnmedizin, in Reinigern für Kontaktlinsen, bei der Entkeimung von Verpackungsmaterial und zur bekannten Desinfektion der Hände verwendet. Was Sie vielleicht nicht direkt vermuten würden, ist, dass man Wasserstoffperoxid auch teilweise in Gesichtscremes untermischt. Damit sollen Poren generell gereinigt und auf lange Sicht Pickel sowie Hautverunreinigungen präventiv verringert werden. Neben der Aufbereitung von Trinkwasser gibt es auch andere Einsatzgebiete des Oxidationsmittels, bei denen eine Aufbereitung nicht mehr ausreicht und das Wasser desinfiziert werden muss. Dies geschieht beispielsweise im Rahmen der Schwimmbadtechnik oder bei der Desinfektion von industriellem Abwasser.

Für die Sterilisation reicht eine 30-prozentige Lösung nicht mehr aus. Für diesen Fall muss die Lösung mindestens 35 % betragen. Besonders häufige Verwendung findet das Wasserstoffperoxid deshalb in der Lebensmittelindustrie und genauer gesagt in aseptischen Abfüllanlagen. Aseptisch bedeutet im Grunde einfach Keimfreiheit. In diesen Abfüllanlagen werden Behältnisse wie PET-Flaschen, mehrschichtige Kartonverpackungen oder Kunststoffbehälter mit dem Oxidationsmittel sterilisiert. Diese Sterilisation wird vorrangig beim Abfüllen von Getränken, Milchprodukten, Milch allgemein, Suppen und Soßen verwendet. Damit ist nicht nur die Verpackung keimfreier und deshalb gesundheitlich unbedenklicher. Ein positiver Nebeneffekt der Sterilisation in Abfüllanlagen ist auch, dass die abgefüllten Lebensmittel dadurch länger haltbar gemacht werden können. Bei anderen Verpackungsmethoden, die nicht unbedingt dem Abfüllen entsprechen müssen, kommt Wasserstoffperoxid auch zum Einsatz. Als man erkannte, dass die Haltbarkeit der Lebensmittel durch die Sterilisation mit dem Oxidationsmittel gesteigert werden konnte, fing die Lebensmittelindustrie an, auch anderes Verpackungsmaterial wie Folien oder Kartons vorher zu behandeln.

Wenn man die Größenordnung der Sterilisation etwas hochschrauben möchte und anstatt Verpackungsmaterial ganze Räume sterilisieren muss, hält das Oxidationsmittel den Anforderungen trotzdem stand. Auch bei der Dekontamination ganzer Räume verwendet man die sterilisierende 35-prozentige Lösung. Diese wird verdampft und im gasförmigen Aggregatzustand in den zu behandelnden Raum geblasen. Gerade für diese spezielle Anwendung eignet sich Wasserstoffperoxid sehr gut, weil die bakterizide Wirkung des Mittels sehr hoch ist. Zudem ist dieses Oxidationsmittel besonders umweltverträglich und die technische Umsetzung der Dekontamination ist auch simpel. Aus diesen Gründen ist die Dekontamination mit Wasserstoffperoxid die am meisten verbreitete Methode.

Wenn man auf die Verdampfung von Wasserstoffperoxid nicht zurückgreifen kann oder will, bietet sich als weiteres Verfahren zur Dekontamination und Sterilisation die Kaltvernebelung an. Um dieses Verfahren mit dem Oxidationsmittel durchführen zu können, wird es in Kombination mit Silberionen in ein Gas aus festen und flüssigen Schwebeteilchen überführt. Die Lösung sollte mindestens bei 3 % liegen. Mit einem eigens hergestellten Aerosolerzeuger kann die Mischung dann für einen kurzen Zeitraum im Raum verteilt werden. Der Kaltnebel hat eine sehr kleine Tröpfchengröße. Daher vermischt er sich mit der Raumluft, verteilt sich gleichmäßig im ganzen Raum und desinfiziert nicht nur die Oberflächen, sondern auch die Luft und den Rest des gesamten Raumes. Nachdem der Kaltnebel sich mit der Luft vermischt hat, geht er in die Gasphase über. Wenn die Gasphase erreicht wurde, tritt die Dekontamination ein.

Verwendung in Aquarien

Um eine dauerhafte Sauerstoffzufuhr in Aquarien zu gewährleisten, bietet sich Wasserstoffperoxid an. Wie Sie bereits erfahren haben, spaltet sich dieser Stoff bei der Oxidation in Sauerstoff und Wasser auf. Um diesen Effekt zu erreichen, benötigen Sie einen Oxidator für das Aquarium. Wasserstoffperoxid wird in den Oxidator gefüllt und unter Einfluss des Katalysators in seine Abbauprodukte, Wasser und die Sauerstoffradikale aufgespalten. Der Oxidator kommt ganz ohne Strom aus und setzt den Sauerstoff gleichmäßig und langsam in das Wasser frei. Zusätzlich werden diverse Abfallprodukte durch den Filter abgebaut. Da Kohlendioxid kein Teil der Abfallprodukte ist und Pflanzen dieses für das Wachstum benötigen, hemmt man mit dem Oxidator gleichzeitig das Wachstum von Algen und hält das Aquarium verhältnismäßig sauber.

Verwendung gegen Schimmelbefall

Vielleicht haben Sie bei Ihrer eigenen Innenrenovierung Schimmelpilz schon einmal als böse Überraschung erlebt. Der Befall von Schimmelpilzen kann durch die Behandlung mit Wasserstoffperoxid verhindert oder bekämpft werden. Die desinfizierende Wirkung beeinflusst die aktiven Pilzzellen und auch die Sporen der Schimmelpilze. Neben der desinfizierenden Wirkung sorgt der bleichende Effekt für die Beseitigung möglicher Rückstände in Form von Verfärbungen. Chlor oder Alkohol können für Schimmelpilzbefall ebenso verwendet werden. Wasserstoff eignet sich im Vergleich jedoch mehr, weil es im Gegensatz zu Alkohol nicht brennbar ist und im Gegensatz zu Chlor keine chlorierten Nebenprodukte hat, die schädlich für den Organismus sind.

Verwendung in der Landwirtschaft

Die Verwendung von Wasserstoffperoxid in der Landwirtschaft kombiniert mehrere Eigenschaften des Oxidationsmittels nutzbringend miteinander. Einerseits nutzt man den Stoff, um Gewächshäuser zu desinfizieren oder Nährlösungen für diverse Hydrokulturen kontinuierlich mit Sauerstoff zu versetzen. Besonders in der Haltung von Schweinen desinfiziert man Ställe und Tränkeleitungssysteme.

Verwendung in der Biologie

Wasserstoffperoxid findet in der Biologie zweierlei Aufgabengebiete. Im ersten Aufgabengebiet unterstützt das Oxidationsmittel die Bestimmung verschiedener Bakterienkulturen. Um die Bakterien bestimmen zu können, wird der sogenannte Katalasetest oder die Katalasereaktion durchgeführt.

Bei diesem Test arbeitet man mit einer 3-prozentigen Wasserstoffperoxidlösung und vermischt diese mit der Einzelkolonie von Bakterien. Bakterien enthalten das Enzym Katalase, welches mit Wasserstoffperoxid zusammen reagieren kann. Es spaltet das Oxidationsmittel in Sauerstoff und Wasser.

Diese Aufspaltung kann mit bloßem Auge durch Schaumbildung gesehen werden. Vermischt man den Stoff also mit der Bakterienkultur und stellt eine Schaumentwicklung fest, ist der Test katalasepositiv. Fast alle anaeroben oder aeroben Pilze und Bakterien enthalten das Enzym Katalase. Aerob bedeutet, dass der Organismus zum Überleben Sauerstoff benötigt und anaerob bedeutet, dass der Organismus auch ganz ohne Sauerstoffzufuhr weiterleben kann. Die meiste Anwendung findet dieser Test in der Mikrobiologie. Er wird hauptsächlich angewendet, um herauszufinden, ob Streptokokken oder Staphylokokken vorliegen. Streptokokken gehören zur Bakterienfamilie der Kokken und lösen eine Reihe von Krankheiten wie beispielsweise Karies aus. Staphylokokken gehören derselben Familie an, sind aber eine andere Unterart von Bakterien.

Die Streptokokken verhalten sich katalasenegativ, lösen also keine Schaumbildung aus. Die Staphylokokken lösen die Schaumbildung aus, sodass man diese beiden Bakterienarten voneinander unterscheiden kann. Welche Bakterienunterart genau vorliegt, muss dann durch weiterführende Tests herausgefunden werden. Wasserstoffperoxid findet auch im experimentellen Bereich der Biologie seine Anwendung. Aktuell testet man, wie sich das Oxidationsmittel bei der Herbeiführung von programmiertem Zelltod bei eukaryotischen Zellen einsetzen lässt.

Verwendung in der Forensik

Bereits 1818 entdeckte der französische Chemiker Louis Jacques Thénard, dass man Wasserstoffperoxid beim Nachweis von Blut einsetzen kann. Da im Hämoglobin des Blutes Peroxidase enthalten ist, kann diese das Wasserstoffperoxid zersetzen und damit Blut nachgewiesen werden. Heutzutage verwendet man aber den Kastle-Meyer-Test, weil dieser noch deutlich sensibler reagiert.

Verwendung als Ätzmittel

Wasserstoffperoxid ist nicht vorrangig dafür bekannt, besonders gut zu ätzen. Die Kombination aus dem Oxidationsmittel und Schwefelsäure ergibt jedoch ein sehr effektives Ätzmittel, welches gerne in der Mikroelektronik genutzt wird. Diese spezielle Mischung wird umgangssprachlich Piranha-Lösung genannt, weil die ätzenden Eigenschaften so stark ausgeprägt sind. Der eigentliche Name dieser Verbindung ist Peroxomonoschwefelsäure. Diese Schwefelsäure gehört zu den Oxosäuren des Schwefels. Oxosäuren sind chemische Verbindungen, die sauer reagieren. Sie bestehen aus Wasserstoff, Sauerstoff und mindestens einem weiteren Stoff, hier dem Schwefel. Die Piranhasäure wurde 1898 von dem Chemiker Heinrich Caro beschrieben.

Um die Piranhasäure herzustellen, muss man eine Umsetzung von Wasserstoffperoxid mit Chlorsulfonsäure in die Wege leiten. Chlorsulfonsäure gehört als unvollständiges Säurechlorid zur Schwefelsäure. In diesem Säurechlorid wurde lediglich eine Hydroxylgruppe durch Chlor ersetzt.

Die Piranhasäure ist für sich allein gesehen sehr stabil und kann daher lange gelagert werden, ohne dass eine große Menge an aktivem Sauerstoff verloren geht. Wenn es unrein oder gemischt gelagert wird, sinkt die Stabilität hingegen stark ab. Am meisten wird die Säure für die Reinigung von Wafern aus der Mikroelektronik verwendet. Wafer sind quadratische oder runde Scheiben, die eine Dicke von nur einem Millimeter haben. Zusätzlich zur Reinigung bewirkt die Piranhasäure die Entwicklung einer sehr dünnen Oxidschicht auf den Wafern. Besonders Fotolacke können sehr gut mit dieser Lösung entfernt werden.

Nicht nur die Reinigung von bereits bestehenden Teilen ist ein Einsatzgebiet der Piranhasäure. Auch bei der Herstellung von neuen Teilen, wie beispielsweise Platinen, werden Ätzbäder mit dieser Säure genutzt, um das

Kupfer vom restlichen Material zu entfernen. Wenn diese Ätzbäder ihren Soll erfüllt haben, müssen sie regeneriert werden, da ihre Wirkung nach dem Entfernen von Kupfer verbraucht wurde. Für die Regeneration des Ätzbades wird der Mischung zusätzliches Wasserstoffperoxid und Salzsäure beigegeben.

Exkurs: Verwendung als Treibstoff

Neben all den sehr alltäglichen Anwendungsbereichen von Wasserstoffperoxid gibt es auch Einsatzmöglichkeiten, auf die Sie ohne dieses Kapitel vielleicht nie kommen würden. Die Wahrscheinlichkeit, dass Sie mit Wasserstoffperoxid in Treibstoff so direkt Berührungspunkte haben, ist eher gering. Trotzdem zeigt dieses Beispiel einmal mehr auf, wie viel hinter dem so simplen Molekül steckt und welche Facetten es zeigen kann. Einerseits reist das Oxidationsmittel in vielen U-Booten als Sauerstofflieferant mit. Das Prinzip ist mit der Sauerstoffzufuhr in Aquarien zu vergleichen. Das Wasserstoffperoxid wird zumeist mit Hilfe von Braunstein zersetzt und der Luft kontinuierlich als Sauerstoff zugeführt. Neben der Sauerstoffzufuhr in geringerer Form dient das Oxidationsmittel in konzentrierterer Form auch als Antrieb. Diese Art von Antrieb wird beispielsweise bei dem Raketenflugzeug Messerschmitt Me 163 genutzt.

Auch das Walter-U-Boot nutzte einen Antrieb auf Basis von Wasserstoffperoxid. Das Walter-U-Boot verdankte seinen Namen dem verbauten Antrieb, welcher von dem deutschen Erfinder Hellmuth Walter konstruiert wurde. Die Idee kam auf, weil ein neuer Antrieb entwickelt werden sollte, der aber auch unter Wasser funktioniert. Durch die Anforderung, unter Wasser zu laufen, fielen die Dieselmotoren aus der Überlegung bereits heraus. Zu dieser Zeit gab es eigentlich schon eine Lösung für das Problem, nämlich die häufig verwendeten Akkumulatoren. Da dessen Kapazität nicht ausreichte, musste ein neues Antriebssystem her.

Der erste Ansatz eines Antriebes war der Ihnen schon besser bekannte und im Verlauf dieses Fachbuches bereits häufiger erläuterte Einsatz eines

Katalysators. Man versuchte also mit Hilfe eines Katalysators, das vorliegende Wasserstoffperoxid in heißen Dampf umzuwandeln. Daraufhin sollte dann über eine angebaute Turbine der nötige Strom erzeugt werden. Diese Art des Antriebes verkörperte im Grunde den Sockel von auf dieser Basis aufbauenden Verfahren. Man versuchte sich an anderen chemischen Reaktionspartnern oder an Verfahren mit unterschiedlichen Temperaturen und entwickelte den Basisgedanken so weiter. Daraus entstand letztendlich das kalte, heiße und indirekte Verfahren.

Beim kalten Verfahren wird das Wasserstoffperoxid aus sehr feinen Düsen auf den Katalysator, also den Braunstein gesprüht. Dabei entsteht ein Gemisch aus Dampf-Sauerstoff, welches unter sehr hohem Druck steht. Dieses Gemisch wird in die Turbine geleitet, wo es als Antriebsenergie genutzt wird.

Das heiße Verfahren wurde bereits 1936 durchgeführt. Die Anlage für das heiße Verfahren teilt sich in Reaktor und Zersetzer auf. Darauf folgt eine Brennkammer, dann ein Abschneider und die dazugehörige Dampfturbine. Der Zersetzer, in welchem auch die eigentliche Reaktion stattfindet, beinhaltet ein Druckgefäß, in welchem wiederum ein horizontal ausgerichteter Block mit dem Katalysator der Wahl liegt. In den meisten Fällen handelt es sich um Kaliumpermanganat oder Braunstein, also Mangan (IV)-oxid.

Auf den Katalysator wird dann durch mehrere Düsen das Wasserstoffperoxid gespritzt. Aus der Zersetzung des Oxidationsmittels in Kombination mit dem Katalysator entsteht dann Wasserdampf mit einer Temperatur von 550 bis 600 °C und Sauerstoff. Das entstandene Gasgemisch strömt durch den Katalysator hindurch, weil dieser bewusst porös eingesetzt wurde. Das Gasgemisch wird dann in die Brennkammer weitergeleitet. Dort entsteht durch den Zusatz von Brennstoff, der sehr fein zerstäubt wurde, eine Flamme mit einer Temperatur von 2000 °C. Damit die Konstruktion nicht durchbrennt, wird Kühlwasser durch ganz feine Bohrungen genau in den sehr heißen Gasstrom geleitet. Dabei entsteht eine Dampferzeugung, die so stark ist, dass man damit eine Dampfturbine betreiben kann, die bis zu 7500 PS hat. Um das heiße Verfahren noch effektiver zu machen, setzte man nach einer Weile einen zusätzlichen Kondensator ein.

Da die Hauptantriebskraft am Ende aus Wasserdampf besteht, kann der Überschuss vom gasförmigen wieder in den flüssigen Zustand versetzt werden. Der Überschuss wird dem System in Form von destilliertem Wasser wieder zugeführt und erneut verwendet. Eine kleinere Version des heißen Verfahrens kann auch bei Kampfflugzeugen eingesetzt werden. Dort fungiert der Dampfantrieb aber nur als kurzzeitige Beschleunigung, um schnell mehr Schub zu geben.

Das indirekte Verfahren wurde fast parallel zum heißen direkten Verfahren entwickelt und setzt auch auf Wasserstoffperoxid als Hauptreaktionsmittel. Es unterschiedet sich darin, dass der Dampfkreislauf geschlossen wurde, indem der Dampf im Wärmeüberträger von den heißen Gasen aus der Brennkammer beheizt wird. Dies verringert den Verbrauch an Wasserstoffperoxid, weil sich ein Teil der freiwerdenden Energie in Form von Hitze selbst aufrechterhalten kann. Da das indirekte Verfahren aber mehr Platz einnimmt und das Konstrukt insgesamt deutlich schwerer ist, wird es eher weniger verwendet.

Britische Raketen verwendeten lange ein Prinzip, bei dem Wasserstoffperoxid in 85-prozentiger Lösung bei normalen Temperaturen als Sauerstoffträger genutzt wurde. Das Oxidationsmittel wurde in der flüssigen Lösung zusammen mit Kerosin verbrannt. Sie fragen sich nun vielleicht, wie denn zwei Stoffe bei normalen Temperaturen und dann auch noch in flüssiger Lösung verbrennen können. Die hypergolische Reaktion ist hier die Lösung des Rätsels. Der Begriff bezieht sich speziell auf Treibstoffmischungen. Er beinhaltet die Bedeutung, dass zwei miteinander kombinierte Komponenten des Raketentreibstoffes so spontan reagieren, sodass eine Verbrennung in Gang gesetzt wird.

Heutzutage wird Wasserstoffperoxid nicht mehr so gerne für Triebwerke genutzt, weil sich das Oxidationsmittel so leicht zersetzen kann und dadurch hoch explosiv und zu gefährlich wird. Lediglich in Kleinraketentriebwerken, mit denen man einen Rekordversuch starten möchte oder die nur als Steuertriebwerk fungieren, wird Wasserstoffperoxid noch eingesetzt.

Exkurs: Verwendung bei Sprengmanövern

Der abschließende Teil des Exkurses zu Wasserstoffperoxid als Treibstoff birgt eine thematische Überleitung in dieses Unterkapitel. Wie die Überschrift schon besagt und Sie inzwischen verinnerlicht haben, hat Wasserstoffperoxid eine gewisse Explosionskraft, die, gezielt hervorgerufen und eingesetzt, großen Schaden verursachen kann. Der Sinn dieses Exkurses ist nicht, Ihnen beizubringen, wie man Sprengstoff herstellt, sondern eher zu zeigen, was in einem vergleichsweise simplen Molekül steckt, wenn man es nutzbringend mit anderen Molekülen vermischt und reagieren lässt.

Ein besonders bekannter Sprengstoff, das Triaceton-Triperoxid, auch als TATP bekannt, basiert auf der Kombination aus Wasserstoffperoxid und Aceton. Die beiden Komponenten reagieren mit Hilfe eines Katalysators zu Acetonperoxid. Acetonperoxid ist ein anderer Begriff für TATP. Der Stoff ist hochexplosiv und seine Schlagempfindlichkeit ist mit der eines Initialsprengstoffes vergleichbar. Die Schlagempfindlichkeit beinhaltet, dass das Acetonperoxid bei einer gewissen mechanischen Belastung, wie beispielsweise einem Stoß, sofort explosiv zersetzt wird. Ein Initialsprengstoff wird immer dann als Begriff verwendet, wenn der Stoff schon durch kleinste mechanische Bewegungen zur Explosion gebracht wird. Dadurch, dass diese Initialsprengstoffe so sensibel reagieren, werden Sie oft als Initiator für größere Sprengladungen mit einem anderen Stoff genutzt. Das Acetonperoxid an sich kommt hauptsächlich als Trimer vor und wird deshalb mit TATP abgekürzt. Die explosive Stoffkombination kann aber auch eine di- und tetramere cyclische Form haben. Die dimere Form ist nur innerhalb einer

Lösung stabil. Durch den Zusatz von Wasserstoffperoxid zerfällt der Sprengstoff sehr leicht und löst eine sofortige Detonation aus. Generell detoniert der Stoff sehr schnell bei der kleinsten Einwirkung von Reibung, Wärme oder Schlag.

Ein weiterer Sprengstoff, der auf Basis von Wasserstoffperoxid entsteht, ist das Hexamthylentriperoxiddiamin, abgekürzt in HMTD. Die organische Verbindung besteht aus einem Amin mit drei zusätzlichen Peroxidgruppen. Amin ist eine organische Verbindung, die eine Abstammung des Ammoniaks ist. Diese Abkömmlinge haben ihre zwei oder drei Wasserstoffatome gegen Alkyl- oder Arylgruppen eingetauscht. Ursprünglich produzierte Ludwig Legler diesen Sprengstoff aus einer Kombination von Lampensäure und Ammoniak. Dies geschah bereits 1885. Lampensäure besteht aus Essigsäure, Ameisensäure und Acetylaldehyd. 15 Jahre später kamen Villiger und Baeyer auf die Idee, diesen Sprengstoff mit Hilfe von Formaldehyd, Ammoniumsulfat und Wasserstoffperoxid herzustellen. Erst 12 Jahre später wurde die Mischung mit Wasserstoffperoxid als Patent angemeldet. Das 1912 entstandene Verfahren zur Herstellung des Sprengstoffes findet noch heutc seine Anwendung.

Hexamethylentetramin wird in Kombination mit Wasserstoffperoxid umgesetzt. Als Katalysator wirkt die Citronensäure. Bei der Herstellung steigt die Temperatur des Gemisches und zeitgleich verringert sich zunächst die Bildung des Endproduktes HMTD. Wenn die Temperatur aber noch höher steigt, wird die Produktion wieder angekurbelt. Wird das Gemisch nach einer Weile zu heiß, können bereits bei der Bildung der neuen Moleküle Explosionen entstehen. HMTD an sich ist relativ stabil und liegt in kristalliner Form vor. Sobald aber auch nur heißes Wasser hinzugefügt wird, macht sich sofort die Instabilität des Wasserstoffperoxids bemerkbar und eine starke Sauerstoffentwicklung setzt infolge der Zersetzung ein. HMTD ist genauso empfindlich wie TATP und wird gerne als Initialsprengstoff genutzt.

Anwendung und Wirkung von Wasserstoffperoxid im medizinischen Bereich

Aktuell wissen Sie bereits, dass Wasserstoffperoxid sich positiv sowie negativ auf unsere Umwelt auswirken kann und die Wirkung des Oxidationsmittels maßgeblich davon abhängt, wie man es dosiert und vor allem mit welchen Reaktionspartnern es kombiniert wird. Einerseits sind die Empfindlichkeit und oxidierende Wirkung dieser Verbindung sehr nutzbringend für viele Bereiche des alltäglichen Lebens. Andererseits kann einem die Kontrolle über diese doch so simplen Moleküle schnell aus den Fingern gleiten. Einen kleinen Ausflug in das Innere unseres Körpers haben wir bereits unternommen, als es um die Erkenntnis ging, dass Wasserstoffperoxid ein entscheidender Botenstoff im Bereich der Weiterleitung von Signalen ist. Im Folgenden schweift der Blick von den nutzbringenden Eigenschaften dieses Stoffes auf unsere Umwelt und unser Leben ab und fokussiert sich mehr auf die Interaktion mit dem eigenen Körper. Sie werden Näheres darüber erfahren, was mit dem teilweise so gefährlichen Stoff vollbracht werden kann und wie sich dieser auch positiv auf unseren Körper auswirkt.

WASSERSTOFFPEROXID IM KONTEXT DER PHARMAINDUSTRIE

Wahrscheinlich ist Ihnen die Verknüpfung von Wasserstoffperoxid als reinigendes oder explosives Mittel deutlich geläufiger als die Verkörperung eines Wunderheilmittels für alle Krankheiten oder körperlichen Beschwerden des Durchschnittsbürgers. Dies liegt aber nicht zwangsweise daran, dass Wasserstoffperoxid nicht gut für den menschlichen Organismus ist oder keine gesundheitsfördernden Eigenschaften hat. Das Oxidationsmittel entspricht tatsächlich sogar eher dem Gegenteil seines ihm vorauseilenden Rufes. Die folgenden Unterkapitel geben einen Überblick über das breite Wirkspektrum dieses einfachen Moleküls. Der Stoff ist bei einer Vielzahl von körperlichen Beschwerden einsetzbar und kann oft sogar in seiner reinen Form bestehen bleiben, um effektiv und langfristig zu wirken. Aber warum hat dann nicht jeder normale Haushalt eine Flasche Wasserstoffperoxid in der dementsprechend handelsüblichen Lösung bei sich zuhause im Arzneischrank stehen? Liegt es daran, dass Sie die Wirkung kennen, aber nicht wissen, wie Sie die Anwendung realisieren sollen? Sind Sie so gut über diese natürliche Molekülverbindung informiert und trauen sich eine Nutzung wegen mancher Risiken nicht zu? Oder wissen Sie eigentlich gar nicht so viel über den Stoff und konnten sich bis jetzt nicht vorstellen, eine simple chemische Verbindung für eine Vielzahl von sehr unterschiedlichen Erkrankungen einzusetzen?

Der letzte Punkt ist zumeist der größte Haken bei der Verwendung. Viele Menschen sind sich überhaupt nicht darüber bewusst, dass Wasserstoffperoxid sehr viel mehr kann, als einfach nur gefährlich und explosiv zu sein. Sie können in jede Apotheke gehen und Wasserstoffperoxid in Form einer Lösung mit unterschiedlichen Konzentrationen kaufen. Der Zugang ist grundsätzlich gegeben und gerade in Krankenhäusern oder bei der Reinigung wird Wasserstoffperoxid in Massen und seit Jahrzehnten erfolgreich und gefahrlos verwendet. Im Grunde sind Sie von dieser Verbindung umgeben und wenden Sie trotzdem nicht für die ganz persönlichen Baustellen innerhalb und außerhalb Ihres Körpers an.

Ein großer Faktor neben der Unwissenheit, welche die Unsicherheit zumeist direkt nach sich zieht, ist die Pharmaindustrie. Wasserstoffperoxid ist eine einfache und günstige Medizin für viele Probleme, aber der Stoff als Reinform ist nicht rentabel. Der letzte Punkt stellt den Genickbruch für die erfolgreiche und massenhafte Verwendung in Bezug auf Erkrankungen dar. Wenn Sie in die Apotheke gehen, machen Sie sich dann Gedanken darüber, welche Stoffe genau in den Medikamenten sind, die Sie, ohne zu zögern, kaufen? Meistens erhalten Sie eine ansprechend und Aufmerksamkeit erregende Verpackung, die so groß ist wie Ihre Handinnenfläche. In der Verpackung befindet sich neben sehr viel Luft und einem Beipackzettel dann auch das eigentliche Medikament. Das Medikament selbst macht einen Bruchteil des eigentlichen Produktes aus und wird in der Herstellung wenige Cent kosten. Trotzdem sind Sie bereit, für eine Kapsel mit einem komplizierten Namen oft über 5 € auszugeben. Das Medikament wirkt dann auch und Sie machen sich wahrscheinlich keine Gedanken über die Risiken, weil die breite Masse der Bevölkerung genau dasselbe einnimmt. Würde Wasserstoffperoxid in dieser Form angeboten werden und großen Absatz finden, würden Sie sich höchstwahrscheinlich auch keine Gedanken machen.

Die Pharmaindustrie gibt jährlich durchschnittlich 9 Millionen Dollar für die Erforschung neuer Medikamente aus. Wo Geld herausfließt, muss es auch irgendwann wieder in die Reserven zurückfließen. Wenn dieser Kreislauf einmal unterbrochen wird, fehlt es vorne und hinten an Geld, weil diese Unsummen ja bereits in die Forschung investiert wurden. Aus demselben Grund, warum es für sehr seltene Krankheiten keine Medikamente gibt, wird Wasserstoffperoxid nicht gerne beworben und teilweise gezielt verschwiegen oder durch große Warnhinweise schlechtgeredet.

Diese Medikamente und Stoffe sind nicht rentabel genug und bringen zu wenig Geld für die Pharmariesen. Es ist deutlich gewinnbringender, drei verschiedene Medikamente für drei verschiedene Beschwerden zu verkaufen, die auch noch bei einer breiten Masse der Bevölkerung auftreten, als eine Flasche mit Wasserstoffperoxid-Lösung, die bei zwei von drei Beschwerden effektiv wirkt. Aus all den oben genannten Gründen ist der breiten Bevölkerung Wasserstoffperoxid als allgemeines Mittel gegen vielerlei Beschwerden nicht besser bekannt. Nachdem Sie mehr über die medizinischen Anwendungsbereiche gelernt haben, ändert sich vielleicht Ihre Sicht auf das Oxidationsmittel und Sie probieren die Lösung bei Bedarf einmal aus. Wie viele nämlich nicht wissen, versteckt sich hinter den großen Warnhinweisen und dem gefährlichen Stoff eine simple Molekülverbindung, die in der Natur vorkommt und gegen Viren, Pilze und Bakterien hilft. Sie haben also ein Naturheilmittel mit der Wirkungskraft und Effektivität eines sonst verschreibungspflichtigen Medikaments.

Wenn man sich einmal belesen hat und weiß, bei welchen Beschwerden Wasserstoffperoxid hilft und wie man die Anwendung durchführt, kann man gut und gerne mehrere Cremes oder Tabletten gegen eine Flasche mit der entsprechenden Lösung des Oxidationsmittels ersetzen. Im Folgenden erhalten Sie einen Einblick in die Anwendungsbereiche und in welchen Situationen Sie zu der natürlichen Verbindung greifen können. Zudem erhalten Sie direkt im passenden Unterkapitel alle Informationen zur Anwendung für zuhause. So vereinen Sie das Wissen direkt am selben Ort mit der Praxis und verlieren dadurch die Unsicherheit bei der richtigen Anwendung.

MEDIZINISCHE ANWENDUNGSBEREICHE VON WASSERSTOFFPEROXID

Der Ursprung aller Krankheiten

Wenn Sie sich die Frage beantworten müssten, was der Ursprung jeglicher Krankheiten ist, würden Sie höchstwahrscheinlich auf die Genetik, Pilze, Viren, Bakterien oder Parasiten zurückgreifen. Dass diese Faktoren dem Körper letztendlich schaden, ist auch unumstritten. Sind diese Faktoren aber der eigentliche Auslöser von Krankheiten oder im Grunde nur das Mittel zum Zweck?

Im Laufe des Lesens sind Sie an der ein oder anderen Stelle schon auf die Antwort gestoßen. Die Menschen erkranken grundsätzlich, weil das Immunsystem seine Arbeit nicht richtig machen kann oder der Krankheitserreger so neu ist, dass der Körper erst effektive Abwehrmechanismen entwickeln muss. Der große Knackpunkt an Krankheiten ist also, dass das Immunsystem durch bestimmte Umstände nicht richtig funktionieren kann.

Es wird in seiner Funktion wesentlich geschwächt, wenn die Sauerstoffsättigung der Zellen zu niedrig ist. Der Ursprung aller Krankheiten ist also im wesentlichen Sinne die mangelhafte Sättigung von Körperzellen mit Sauerstoff.

Der Sauerstoffmangel sorgt im Folgenden für eine maßgebliche Übersäuerung. Viele Krankheitserreger fühlen sich im sauren und sauerstoffarmen Milieu besonders wohl. Andersherum können Krankheitserreger in einem basischen Körper mit guter Sauerstoffsättigung nicht lange überleben. Der Ursprung aller Krankheiten ist also die Sauerstoffzufuhr für unseren Körper. Diese Tatsache verleiht Wasserstoffperoxid als Stoff, der den Sauerstoff direkt in die Zelle bringen kann, eine besondere Bedeutung.

Erfolgreich behandelte Krankheiten

Damit Sie sich einen Überblick über das breite Wirkungsspektrum des Oxidationsmittels und vor allem der Genesungswirkung von Sauerstoff in den Zellen machen können, folgen einige Krankheiten, die durch Wasserstoffperoxid bereits erfolgreich behandelt werden konnten und dauerhafte Erfolge nach sich zogen.

Im Kopf- und Brustbereich gibt es einen besonders großen Anklang für die Verwendung von Wasserstoffperoxid. Schnupfen, Entzündungen des Mundes, des Halses, des Rachens und der Bronchien konnten bereits behandelt werden. Außerdem erzielte man Erfolge bei Grippe, Asthma, Angina, Pseudo-Krupp Husten, Keuchhusten und Diphtherie. Scharlach, entzündliche und ansteckende Augenkrankheiten, Lungentuberkulose und die Hornhauttrübung der Augen konnten durch das Oxidationsmittel beseitigt werden. Mittelohrentzündungen, Mundsoor bei kleinen Kindern, Entzündungen des Zahnfleisches und des Gaumens, Zahnfleischbluten, Herpes und Zahnfäule sind nach der Behandlung durch den in die Zellen eindringenden Sauerstoff kein Thema mehr. Auch Karies, Emphyseme, Tubenkatarrh in den Ohren und selbst Migräne verschwand.

Der Verdauungstrakt ist als zweites Gehirn unseres Körpers bekannt, da er mindestens genauso viele Nerven beinhaltet wie das Gehirn. Tatsächlich sendet der Verdauungstrakt sogar mehr Signale an das Gehirn als umgekehrt. Umso wichtiger ist die Gesundheit dieser Menge an Organen. Wasserstoffperoxid ist in der Lage, jegliche Entzündungen des Verdauungstraktes zu lindern und zu heilen. Darunter fällt auch die Magenschleimhautentzündung, Magenblutungen oder Magengeschwüre. Daraus resultierender Durchfall oder Verstopfung wird zusätzlich reguliert. Allgemeine Vergiftungen können in Schach gehalten werden. Wenn man im Körper weiter nach unten wandert, kann man sagen, dass auch Blasenentzündungen bereits erfolgreich mit Hilfe des Oxidationsmittels behandelt wurden. Dazu gehört auch die Nierenbeckenentzündung sowie diverse Gefäß- und Herzerkrankungen.

Selbst der Vaginal- und Analbereich profitiert von den positiven Auswirkungen der natürlichen Molekülverbindung. Abszesse, Hämorrhoiden, Aftergeschwüre, Tripper und Vaginal- sowie Analfisteln werden beseitigt. Selbst heutzutage selten vorkommende Syphilis kann geheilt werden. Auch Harnwegsentzündungen, Paraphimosen, Ausfluss, jegliche Entzündungen und Gebärmutterkrebs wurden erfolgreich behandelt.

Die Haut und Nägel werden bei chronischen oder akuten Geschwüren, Lupus, Karbunkel, Herpes, Juckreiz, Nagelpilz, Warzen und Ekzemen durch Tinkturen positiv beeinflusst. Sonnenbrand, Akne, Psoriasis, Schuppenflechte, Flechten, Frostbeulen oder Insektenstiche erfahren eine deutliche Linderung oder gänzliche Heilung.

In der Kategorie der Infektionskrankheiten kann Wasserstoffperoxid einiges bewirken. Es wirkte sich bereits positiv auf Cholera, Gelbfieber, Typhus, Windpocken, die Pest, Milzbrand, Erysipel, Staphylo- und Streptokokken und Wundstarrkrampf aus. Bei der Tollwut tötet das Oxidationsmittel das infektiöse Gewebe ab und grenzt die Krankheit somit bis zur Auslöschung ein.

Diabetes I und II konnten im Rahmen der Stoffwechselkrankheiten positiv beeinflusst werden.

Außerdem gibt es Verbesserungen bei der Autoimmunerkrankung Multiple Sklerose.

Die Immunkrankheit AIDS kann bislang nicht direkt geheilt werden. Wasserstoffperoxid wirkt sich aber lindernd aus.

Notwendigkeit des Oxidationsmittels in der heutigen Zeit

Wasserstoffperoxid wird seit Hunderten von Jahren von der Menschheit bewusst wahrgenommen und angewandt. Das Oxidationsmittel erfährt fast genau alle 50 Jahre einen Aufschwung, bei welchem man die einfache Molekülverbindung auf ein Neues für sich entdeckt und gerne häufiger einsetzt. In den letzten Jahrzehnten ist es jedoch eher wieder in Vergessenheit geraten. Im Kontext der heutigen Zeit wird die Wirkung von Wasserstoffperoxid doch immer wichtiger. Die moderne Lebensweise ist immer stärker geprägt von wenig oder einseitiger Bewegung. Ein großer Arbeitsbereich ist sehr kopflastig geworden. Dies führt dazu, dass wir stundenlang am Stück im Büro sitzen und das für den Großteil unseres Lebens. Der Körper ist immer noch daran gewöhnt, gebraucht und bewegt zu werden. Je weniger wir uns bewegen, desto eher treten gesundheitliche Problemfelder auf, die es mit ausreichender Bewegung vielleicht nicht gäbe. Die Berufsgruppen, die körperliche Arbeit leisten und nicht ihr halbes Leben an einen Schreibtisch gefesselt sind, haben zumeist genauso eine einseitige Bewegung, da auch die Arbeitsabläufe in körperlich anstrengenden Positionen nicht sonderlich stark wechseln. So kommt es über den Verlauf der Jahre zum Verschleiß des Körpers an bestimmten Stellen.

Die alltäglichen Drogen, die so viele Menschen zu sich nehmen, beispielsweise in Form von Alkohol oder Zigaretten, begleiten die Menschen schon seit Jahrtausenden. Die sich entwickelnde Leistungsgesellschaft sorgte in den letzten Jahrzehnten jedoch für einen Anstieg von Stress. Seit geraumer Zeit wird ein Anstieg von Krankheiten verzeichnet, die maßgeblich durch Stress ausgelöst werden. Jeder zweite Deutsche hat heutzutage mindestens einmal im Leben unter Depressionen gelitten. Mit der Stressbelastung steigt auch der Wunsch nach Entlastung. Entlastung wird häufig durch alles geschaffen, was leicht erreichbar ist und Linderung ohne viel Aufwand verspricht. Ganz oben auf der Liste stehen nicht die entspannenden Spaziergänge oder Meditation, sondern die gängigsten Alltagsdrogen wie Zigaretten oder Alkohol. Permanenter Druck löst zusätzliche Hektik aus, die dann wiederum für schlechte Essgewohnheiten sorgt.

Die Umwelt befindet sich genauso am Limit wie viele Menschen und hat einen zusätzlich negativen Einfluss auf den menschlichen Organismus. Aus all diesen Gründen, die zusammengefasst eine Art Teufelskreis ergeben, ist der Körper immer mehr geschwächt und Krankheitserreger haben immer häufiger die Oberhand. Wenn Sie sich zu den Menschen zählen, die bereits spürbar unter den Veränderungen des Lebensstils und der Umwelt leiden, ist die Sauerstoffsättigung Ihres Blutes durch einen oder viele der aufgezählten Faktoren geschwächt. Dazu kommt, dass der menschliche Körper durch diese Einflüsse und den Stress oftmals so übersäuert ist, dass das eigentlich vorliegende basische, alkaline Milieu des Körpers schwindet.

Toxine und schädliche Säuren, die den Körper dauerhaft und nicht nur im Rahmen einer verschwindenden Krankheit schädigen, haben durch diese Bedingungen fast schon freie Bahn. Wenn Sie eine normale Sauerstoffsättigung im Blut haben, sind Sie natürlicherweise gut gegen die breite Masse von Krankheitserregern gewappnet. Sinkt diese Sättigung, sinkt leider auch der Schutz und die Anfälligkeit für diverse Krankheiten steigt rapide an. Falls Sie nicht genau wissen, in welchem Bereich Ihre Sauerstoffsättigung aktuell liegt, können Sie diesen Messwert über einen Bluttest ganz einfach bei Ihrem Hausarzt nachweisen lassen. Außerdem ist das Blut bei einer schlechten Sättigung mit Sauerstoff deutlich dunkler gefärbt.

Zusammenfassend ist Wasserstoffperoxid wichtiger denn je. Unser Lebensstil und die Entwicklung der Erde preschen auf eine Unterversorgung von Sauerstoff hin. Wasserstoffperoxid liefert den wichtigen aktiven und atomaren Sauerstoff. So werden Infektionen und Entzündungen in Schach gehalten. Das Oxidationsmittel entgiftet den Körper folglich in allgemeiner Hinsicht und tötet jegliche Fremdkörper durch Oxidation ab. Trotz der Bezeichnung als Chemikalie ist es ein sehr natürliches und elementares Heilmittel, Desinfektionsmittel und dazu frei von jeglichen Giftstoffen. Falsch dosiert schadet Wasserstoffperoxid dem Körper. In Maßen und mit der richtigen Anwendung ist es aber auf der Gegenseite oft genau das, was der Körper bei vielen Beschwerden sehr gut gebrauchen kann.

Allgemeine Lagerung von Wasserstoffperoxid

Wie Sie bereits wissen, zerfällt Wasserstoffperoxid schnell in Sauerstoff und Wasser, wenn es an einen Katalysator gerät oder eine Temperatur von 25 °C überschritten wird. Außerdem findet der Zerfall auch bei zu viel Lichteinstrahlung statt. Wenn Sie Wasserstoffperoxid in der Apotheke erwerben, wird der Lösung ein Stabilisator zugesetzt sein. Um den Zerfall zu verhindern und eine möglichst reine Lösung des Oxidationsmittels nutzen zu können, sollten Sie die Flasche immer an einem dunklen, kühlen Ort aufbewahren.

Durch die Möglichkeit von Verätzung bei unsachgemäßer Anwendung sollte der Aufbewahrungsort Kindern nicht zugänglich sein und eine Lufttemperatur von 15 °C nicht überschreiten. Diese Hinweise gelten für eine Lösung ohne Stabilisator. Haben Sie eine Lösung mit Stabilisator, halten Sie sich am besten an die Angaben des Herstellers zur korrekten Lagerung. Grundsätzlich hält sich die Lösung mit Wasserstoffperoxid, unabhängig vom Prozentsatz, bis zu zwei Jahre. Bei der Lösung gilt aber leider nicht dasselbe wie bei vielen Lebensmitteln. Die Haltbarkeit stellt hier kein Mindesthaltbarkeitsdatum dar. Sind die zwei Jahre abgelaufen, sollten Sie die Lösung auf keinen Fall mehr verwenden und lieber in ein neues Produkt investieren.

Ist die Anwendung von Wasserstoffperoxid nun gefährlich oder nicht?

Die erste Antwort lautet Jain. Daher lautet die zweite Antwort ‚Wissen ist Macht'. Einerseits klingt es doch unlogisch, dass Ihr eigener Körper so viel Energie dafür aufwendet, einen augenscheinlich sehr gefährlichen Stoff selbst zu produzieren und zu verwenden. Und zu allem Überfluss ist dieser Stoff auch noch ein Baustein von überlebenswichtigen Prozessen, ohne die wir als Menschen nicht funktionieren würden. Dazu sei gesagt, dass kein einziger Prozess im menschlichen Körper aus Versehen oder durch Zufall geschieht. Wasserstoffperoxid für sich allein gesehen ist absolut ungefährlich. Egal, was große Warnhinweise auf den Flaschen der Lösung oder die Allgemeinheit Negatives zum Ruf des Oxidationsmittels beitragen, es ist und bleibt eine einfache und natürliche Molekülverbindung.

Der einzige Knackpunkt dieser Substanz ist die Dosierung. Wenn die Dosierung stimmt und man das naturgegebene Heilmittel richtig anwendet, ist es das fehlende Puzzleteil auf vielen Wegen der Genesung. Wenn man es gedankenlos und unverantwortlich behandelt, rächt es sich sehr schnell als toxisches, ätzendes Mittel.

Das oberste Gebot bei der Verwendung ist also die Vorsicht. Die ätzenden und toxischen Eigenschaften des Mittels sind erwiesen und die Warnhinweise sind natürlich korrekt und wichtig, um sich vor Augen zu halten, was Wasserstoffperoxid kann. Es liegt aber an jedem selbst, diese Warnhinweise zur Wirklichkeit werden zu lassen oder verantwortungsvollen Umgang in den Vordergrund zu stellen. Die einzige Gefahr in der Anwendung besteht darin, Wasserstoffperoxid vollkommen unverdünnt und zu hochdosiert anzuwenden. In diesem Fall ergeben sich dann auch die so häufig in den Vordergrund gestellten Nebenwirkungen.

Nebenwirkungen bei falscher Anwendung

Wie Sie nun wissen, ergeben sich diese Nebenwirkungen einzig und allein aus der falschen Anwendung von Wasserstoffperoxid. Wenden Sie den Stoff daher nie an, wenn Sie nicht ganz genau wissen wie und auch nie in unverdünnter oder hoher Konzentration. Im Kapitel über das Oxidationsmittel allgemein haben Sie die Nebenwirkungen bereits am Rande mitbekommen. Da diese im Kontext der Anwendung aber so wichtig sind, werden sie in diesem Kontext erneut ins Auge gefasst und auch auf verschiedene Konzentrationen der Lösung bezogen. So sehen Sie beim Einkauf oder bei der Verwendung die entsprechende Konzentration und können eine angemessene Risikobewertung machen.

Grundsätzlich führt Wasserstoffperoxid zu Verätzungen der Atemwege oder der Haut, je nachdem, ob Sie direkten Hautkontakt haben oder das Peroxid in Form von Gasen einatmen. Dazu kommen mögliche Lungenödeme, entzündete Schleimhäute und Kopfschmerzen. Im schlimmsten Fall reagiert der Körper mit Krämpfen, Erbrechen, Durchfall, Schwindel und Kreislaufproblemen. Verwenden Sie hochkonzentrierte Lösungen überhaupt nicht. Abgesehen davon, dass der Durchschnittsbürger nicht auf hoch konzentriertes Wasserstoffperoxid zugreifen kann, ist allein schon ein Atemzug der entweichenden Gase fatal.

Für alle Anwendungsbereiche, die noch folgen, brauchen Sie außerdem keine hochkonzentrierten Lösungen. Alle Lösungen, die einen Anteil an Wasserstoffperoxid von 12 % übersteigen, wirken beim Erhitzen explosiv und sind dementsprechend mit sehr viel Vorsicht zu behandeln und zu lagern. Derselbe Effekt tritt ein, wenn die Lösung mit Schwermetallen in Berührung kommt, da diese ja als Katalysator wirken und Reaktionen noch ankurbeln.

Wenn Sie Lösungen ab 6 % benutzen, finden diese als Bleichmittel ihre Verwendung. Selbst diese Prozentsätze gelten als nicht mehr sicher, können aber trotzdem gefahrloser verwendet werden als höhere Prozentzahlen. Die handelsübliche Lösung von Wasserstoffperoxid, die Sie auch für die diversen Anwendungsgebiete am häufigsten verwenden werden, sind definitiv sicher. Trotzdem sollten Sie die Lösung immer erst an einer unauffälligen

Stelle des Körpers testen oder mit geringer dosierten Lösungen anfangen und sich langsam hocharbeiten. Es ist immer am sichersten, anfangs eine geringere Wirkung zu erzielen und diese langsam zu steigern, anstatt sich direkt zu überschätzen und irreversiblen Schaden anzurichten. Wenn Sie selbst niedrig dosierte Lösungen anwenden, sollten diese nach der vorgeschriebenen Einwirkzeit sofort entfernt werden, da selbst stark verdünnte Lösungen über eine verlängerte Zeitspanne die Haut bleichen können. Diese Lösungen brauchen nur etwas länger, bis die Nebenwirkung einsetzt.

Wenn Sie bis jetzt durch die vielen Bilder von weißen Flecken auf der Haut oder schief gelaufenen Bleichversuchen abgeschreckt wurden, ist das eine gute Nachricht. Die externen Verbrennungen und das Bleichen der Haut können bei korrekter Anwendung nicht eintreten. Andersherum sehen Sie durch weiße Flecken sofort, dass Sie den Stoff nicht richtig gehandhabt haben und bei der Verwendung mehr Vorsicht walten lassen sollten. Haben Sie sich die weißen Verfärbungen aus Versehen doch einmal zugefügt, müssen Sie nicht für immer damit leben.

Durch eine gezielte homöopathische Behandlung lassen sich die Sauerstoffeinlagerungen in der Haut wieder entfernen.

Die am häufigsten verwendeten Mittel gegen die weiße Verfärbung der Haut sind unter anderem Calendula Salbe, Abroboronol, Kamillen Salbe oder Causticum compositum. Wenn Sie den Gang zur Apotheke vermeiden möchten, können Sie die betroffene Hautstelle auch für mindestens 15 Minuten unter einem starken Wasserstrahl abspülen. Vermischen Sie dann Wasser mit Soda und Natron und geben Sie die Paste auf die entsprechende Stelle. Des Weiteren kann ein Tuch mit Sanddornöl oder einer Vitamin E Öl Lösung auf die Stelle getupft werden. Die Vitaminlösung kann ganz einfach selbst hergestellt werden. Schneiden Sie dazu einfach eine oder zwei Kapseln mit Vitamin E als Präparat auf und mischen diese mit etwas Wasser und Öl.

Wenn Sie all diese Utensilien nicht direkt griffbereit haben, hilft als Erstversorgung auch eine Kompresse, die Sie zuvor mit sehr starkem schwarzem Tee getränkt haben.

Personengruppen, die Wasserstoffperoxid nicht einnehmen sollten

All die Möglichkeiten, die Wasserstoffperoxid mit sich bringt, können von der breiten Gesellschaft in Anspruch genommen werden. Wie bei den meisten natürlichen Heilmitteln gibt es leider jedoch auch bei Wasserstoffperoxid Umstände, unter denen das Oxidationsmittel nicht verwendet werden sollte. Leiden Sie an chronischen Nieren- oder Lebererkrankungen müssen Sie leider auf die natürliche Molekülverbindung verzichten.

Haben Sie eine Herpes-Dermatitis-Erkrankung gilt dies leider ebenso. Menschen, die Spenderorgane in sich tragen, stellten nach der Nutzung von Wasserstoffperoxid schon des Öfteren fest, dass das Organ plötzlich abgestoßen wurde, auch wenn es vorher jahrelang keinerlei Komplikationen gab. Um diesem Risiko aus dem Weg zu gehen, verzichten Sie besser auf den Stoff. Wenn Sie eine Schilddrüsenunterfunktion haben, bestehen bei der Nutzung keine Bedenken. Personen, die aber vom Gegenteil, nämlich der Schilddrüsenüberfunktion, betroffen sind, müssen die Verwendung unterlassen. Wenn Sie zu Allergien neigen, spricht grundsätzlich nichts gegen die Verwendung des Oxidationsmittels. Trotzdem sollten Sie die Verwendung zunächst in geringen und niedrig dosierten Mengen testen. Direkt mit voller Kraft angewandt, könnte das Wasserstoffperoxid sonst für allergische Schübe und extreme Hautreaktionen sorgen.

Produkthinweise zur inneren Anwendung

Wenn Sie die folgenden Anwendungsbeispiele und Anleitungen zur Anwendung für den inneren Gebrauch interessant finden und diese durchführen wollen, gibt es ein paar Besonderheiten in Bezug auf das Wasserstoffperoxid an sich zu beachten. Wenn Sie die innere Anwendung durchführen wollen, sollten Sie ausschließlich lebensmittelechtes Wasserstoffperoxid ohne Stabilisatoren verwenden. Stabilisatoren sind auf dem Etikett des Wasserstoffperoxids vermerkt und eine Auflistung der geläufigsten Stabilisatoren für das Oxidationsmittel folgen, damit Sie diese besser erkennen können:

1. Harnsäure oder Harnstoff
2. Phosphorsäure
3. Zitronensäure
4. Natriumpyrophosphat
5. Magnesiumsilikate
6. Natriumsilikate
7. Aluminiumsilikate

Wenn Sie das Wasserstoffperoxid jedoch nicht zur inneren Anwendung brauchen und dieses stattdessen zur Sterilisation, Reinigung oder Desinfektion gebrauchen möchten, können Sie auch auf eine Lösung mit Stabilisator zurückgreifen.

Orale Einnahme von Wasserstoffperoxid

Es klingt zunächst unrealistisch, Wasserstoffperoxid nur als Lösung einzunehmen. Tatsächlich ist genau das aber möglich. Dass Sie mit der Einnahme zögern, weil Sie die ätzenden Eigenschaften des Stoffes kennen, ist nachvollziehbar. Solange Sie aber exakt die richtige Dosierung einhalten, müssen Sie sich keine Sorgen um Schädigungen im Mund- oder Rachenraum machen.

- Die durchschnittliche Dosis für Erwachsene beträgt 5 Tropfen auf einem Löffel. Kinder von 5 bis 10 Jahren dürfen maximal 3 Tropfen auf einem Löffel einnehmen. Kinder bis zu einem Alter von 5 Jahren sollten sich auf 2 Tropfen begrenzen und Säuglinge sowie Kleinkinder bis zum ersten Jahr dürfen maximal einen Tropfen zu sich nehmen.

- Erwerben Sie eine Lösung, die keine Stabilisatoren enthält und eine Prozentzahl von 3 bis maximal 3,5 % enthält. Nehmen Sie die Lösung auf nüchternen Magen ein, um die Wirkung besonders effektiv zu gestalten. Ansonsten muss Ihre letzte Mahlzeit mindestens 3 Stunden her sein.

- Achten Sie darauf, bei der Einnahme keinen Löffel aus Metall zu verwenden, sondern einen aus Glas, Porzellan oder Plastik. Die Einnahme des Wasserstoffperoxids empfiehlt sich mit destilliertem Wasser. Sie können auch Wasser, welches aus einer Osmose Filteranlage kommt, verwenden.

- Vermeiden Sie, zeitgleich Medikamente zu sich zu nehmen. Wenn Sie Wasserstoffperoxid oral eingenommen haben, sollten zwischen der Einnahme der Dosis und der Einnahme von Medikamenten mindestens 45 Minuten liegen.

- Tropfen Sie zunächst die entsprechende Dosierung auf den Löffel und mischen diese mit einem halben Glas Wasser.
- Trinken Sie das halbe Glas Wasser mit der Lösung. Diesen Vorgang können Sie bis zu dreimal täglich wiederholen. Beachten Sie jedoch immer, dass die neue Dosis erst 3 Stunden nach der letzten Mahlzeit eingenommen werden kann.

Wenn Sie mit diesem Verfahren beginnen, müssen Sie nicht von Beginn an die vorgeschriebene Maximaldosis zu sich nehmen. Fangen Sie lieber zu Beginn mit weniger Tropfen oder weniger Wiederholungen am Tag an. So kann sich der Körper an die erhöhte Zufuhr von Wasserstoffperoxid gewöhnen und Sie können die Dosis langsam steigern. Inzwischen wurde bewiesen, dass die Sauerstoffsättigung der Zellen maßgeblich mit der Anfälligkeit für Viren, Pilze und Bakterien zusammenhängt. Durch die orale Einnahme des Oxidationsmittels versorgen Sie Ihre Zellen besser mit Sauerstoff und halten sich insgesamt gesunder.

Damit Wasserstoffperoxid bei der oralen Einnahme tödlich ist, müssen Sie eine sehr hochkonzentrierte Lösung pur einnehmen und davon mindestens 50 bis 100 ml. Bis der Umgang mit dem Stoff lebensgefährlich wird, müssen Sie also schon sehr viel und in großem Ausmaß falsch machen.

Wenn die eine Seite der Medaille bereits mit dem Tod belegt ist, dann verkörpert die andere Seite das Leben. In seltenen Ausnahmefällen kann der Einsatz von Wasserstoffperoxid lebensrettend für den Betroffenen sein. Leiden Sie beispielsweise unter einer Kohlenmonoxid-, Rauch- oder Zyanidvergiftung, wird bei Ihnen die sogenannte hyperbarische Sauerstofftherapie angewandt. Im Rahmen dieser Therapie wird der Sauerstoff unter Druckaufwand in das Blut gepumpt. Denselben Effekt hat Wasserstoffperoxid, weil der Stoff genauso in die Zellen eindringen kann und sich dort zu Sauerstoff und Wasser zersetzt. Die hyperbarische Sauerstofftherapie bedarf einer sehr teuren Anlage, die für Praxen und Krankenhäuser sehr teuer ist. Das Wasserstoffperoxid kostet hingegen nur sehr wenig Geld und bietet sich daher an.

Die orale Anwendung des Oxidationsmittels bringt nicht nur bei Menschen sehr viel. Auch Tiere profitieren von dem Stoff. Bei Hunden kann beispielsweise eine 3-prozentige Lösung eingeflößt werden, wenn diese einen Fremdkörper verschluckt haben. Bei Hunden löst Wasserstoffperoxid einen Brechreiz aus, sodass dem Tier sehr schnell geholfen wird. Die Hilfe ist manchmal sogar effektiver, weil sie sehr viel schneller erfolgen kann, als wenn man sich zunächst zum Tierarzt begibt. In der Zeit kann der gefährliche Gegenstand schon im Körper gewirkt und größeren Schaden verursacht haben.

REZEPTE FÜR ANWENDUNGEN ZUM SELBST HERSTELLEN IM MEDIZINISCHEN BEREICH

Anwendungsrezept für eine Nasennebenhöhlenentzündung (Sinusitis)

- Verdünnen Sie 15 Tropfen Wasserstoffperoxid mit einem Esslöffel Wasser.
- Ziehen Sie die Lösung abwechselnd in beide Nasenlöcher ein. Alternativ können Sie auch eine Nasensprayflasche mit der Lösung füllen und diese so einsprühen.
- Durch diesen Vorgang wird Schleim freigesetzt. Normalerweise sollte die Konsistenz des Schleimes so dünnflüssig sein, dass dieser von allein auslaufen kann.
- Sollte der Schleim jedoch zähflüssig bleiben und nicht von allein auslaufen, kann dieser vorsichtig ausgeschnäuzt werden.

Anwendungsrezept für Angina und Mandelentzündung im Hals

- Lösen Sie einen Teelöffel Wasserstoffperoxid in einem zu einem Viertel gefüllten Glas Wasser auf.
- Spülen Sie den Rachen- und Mundraum mit der Lösung so kräftig aus, wie Sie können. Wenn die Schmerzen sehr stark sind, kann der Vorgang mehrmals täglich wiederholt werden.
- Versuchen Sie beim kräftigen Ausspülen, die Lösung solange wie möglich direkt im Bereich der Mandeln zu behalten.

Anwendungsrezept für Schnupfen und/oder Ohrenschmerzen

- Träufeln Sie 3 bis 5 Tropfen Wasserstoffperoxid direkt in die Ohren.

Anwendungsrezept für Zahnfleischbluten und Paradontitis

1. Vermischen Sie 20 Tropfen Wasserstoffperoxid mit 3 g Backpulver und 10 Tropfen Zitronensaft von einer frisch gepressten Zitrone.
2. Putzen Sie sich mit dieser Mischung die Zähne und spülen den Mund danach für 15 Minuten nicht aus. Auf Essen und Trinken muss in dieser Viertelstunde auch verzichtet werden.

Anwendungsrezept für einen Abszess der in der Mundschleimhaut sitzt

Wasserstoffperoxid beseitigt Abszesse in der Mundschleimhaut nicht direkt. Sie können aber durch das Oxidationsmittel gefunden und zahnmedizinisch entfernt werden.

1. Spülen Sie den Mund mit der Wasserstoffperoxidlösung aus.
2. In den Kuppen von Abszessen der Mundschleimhaut befindet sich verhältnismäßig viel Katalase. Diese Katalase kurbelt die Zersetzung von Wasserstoffperoxid besonders stark an. Wenn das Oxidationsmittel also mit den Kuppen der Abszesse in Berührung kommt, ist die Oxidationswirkung genau an diesen Stellen stark genug, um trotz niedriger Dosierung eine weiße Verfärbung durch Sauerstoffeinlagerungen zu erreichen.
3. So werden die Abszesse deutlich leichter gefunden und können im Rahmen eines zahnmedizinischen Eingriffes gut entfernt werden.

Anwendungsrezept als Hilfe gegen Nasenbluten

1. Tränken Sie einen Wattebausch in der 3-prozentigen Wasserstoffperoxidlösung.
2. Verschließen Sie das Nasenloch, aus welchem das Blut strömt, mit dem Wattebausch solange, bis die Blutung aufgehört hat.

Anwendungsrezept für Lippenherpes

Es gibt einige Symptome direkt zu Beginn, durch die Sie deuten können, ob sich ein Lippenherpes entwickelt oder nicht. Typische Symptome sind Brennen, Jucken oder Kribbeln an den Mundwinkeln oder direkt an den Lippen. Die betroffenen Stellen können schon Rötungen aufweisen oder kleine Bläschen haben. Zusätzlich kann es sein, dass Sie Spannungsgefühle im Bereich des Mundes oder direkt an der betroffenen Stelle haben. Wenn Sie Bläschen entdecken, die sich schon mit Wasser gefüllt haben, hat sich der Lippenherpes vollständig entwickelt. Versuchen Sie daher, die Behandlung mit Wasserstoffperoxid schon zu starten, wenn Sie die ersten

Symptome bemerken. In vielen Fällen können Sie den endgültigen Ausbruch des Herpes verhindern, bevor dieser passiert. Durch die Behandlung mit dem Oxidationsmittel werden die Bläschen ausgetrocknet und gleichzeitig desinfiziert.

1. Tränken Sie einen Wattebausch oder ein Wattestäbchen in der Wasserstoffperoxidlösung.
2. Drücken Sie den Wattebausch oder das Stäbchen für mindestens eine Minute auf die betroffene Stelle.
3. Sie können die Behandlung bis zu 10-mal täglich wiederholen. Um eine gute Wirkung zu erzielen, sollte die Behandlung aber mindestens 5-mal am Tag durchgeführt werden.

Anwendungsrezept für Entzündungen der Mundschleimhaut (Stomatitis) und Candidose

Die Vorgehensweise ist der bei Mandelentzündung sehr ähnlich.

1. Gurgeln Sie mehrfach am Tag mit der 3-prozentigen Wasserstoffperoxidlösung und spucken die Flüssigkeit dann wieder aus. Gurgeln Sie für mindestens 1 bis 2 Minuten.
2. Zusätzlich können Sie die Mandeln gezielt mit einem in der Lösung getränkten Wattestäbchen betupfen.
3. Wenn Sie die Anwendung wegen Candidose ausführen, muss nach dem Gurgeln zusätzlich eine Levorin Salbe dort aufgetragen werden, wo der Befall vorliegt.

Anwendungsrezept bei Tröpfcheninfektionen durch Varizella-Zoster-Virus: Windpocken

Leiden Sie unter diesem Virus, bilden sich Blasen und Pusteln in Form eines Ausschlags.

1. Tränken Sie einen Wattebausch in die Wasserstoffperoxidlösung und bestreichen Sie den Ausschlag.

Anwendungsrezept für schmerzerfüllte Körperstellen

Haben Sie allgemein vereinzelte Stellen am Körper, die Ihnen schlichtweg weh tun? Auch hier gibt es Abhilfe durch Wasserstoffperoxid.

2. Lösen Sie 3 Teelöffel Wasserstoffperoxid in einem zu einem Viertel mit Wasser gefüllten Glas auf.
3. Tränken Sie ein Tuch oder eine Kompresse mit der Lösung und legen dieses dann direkt auf die schmerzende Stelle.
4. Entfernen Sie das Tuch nach 15 Minuten.
5. Reiben Sie die Körperstelle dann mit einem Tuch ab, das in ungemischtem Wasserstoffperoxid getränkt wurde.
6. Wie groß die Körperstelle ist, spielt keine Rolle. Sie können theoretisch den gesamten Körper so behandeln.

Anwendungsrezept gegen Ekzeme

1. Feuchten Sie eine Kompresse mit Wasserstoffperoxid an.
2. Legen Sie diese auf die feuchten und geschwollenen Bereiche des Ekzems. Während das Tuch auf dem entsprechenden Bereich liegt, betupfen Sie die umliegenden Hautpartien zusätzlich mit dem Oxidationsmittel.

Anwendungsrezept für die Autoimmunkrankheit Psoriasis (entzündliche Hautkrankheit)

Bei der oben genannten Autoimmunkrankheit dauert die Anwendung etwas länger. Sie müssen also dementsprechend etwas mehr Geduld haben, dies zahlt sich aber auch aus.

1. Lösen Sie einen Tropfen 3-prozentige Wasserstoffperoxidlösung in einem Glas Wasser und trinken diese Mischung dreimal täglich.
2. Wiederholen Sie die Anwendung an den 10 darauffolgenden Tagen und erhöhen Sie die Dosis täglich um einen Tropfen.
3. Wenn Sie zusammen mit dieser Anwendung ein hochdosiertes Vitamin C-Präparat zu sich nehmen, wird die Wirkung speziell bei dieser Krankheit verstärkt. Achten Sie aber auch hierbei darauf, dass zwischen der Einnahme des Wasserstoffperoxids und dem

Vitamin C mindestens 45 Minuten liegen.

4. Die Krankheit beinhaltet in ihrer Symptomatik auch einen Juckreiz. Um diesen zu lindern, können Sie Backpulver und wenige Tropfen von Wasserstoffperoxid zu einer Mixtur anmischen.
5. Tragen Sie die Mixtur dann mit einem sauberen Tuch auf die entzündeten Hautpartien auf. Dies sorgt für eine Austrocknung der äußerlichen Placques. Dadurch fallen diese schneller ab und in Folge werden die Schmerzen sowie die Entzündung gemildert.
6. Sodabäder eignen sich sehr gut, um die Behandlung zu unterstützen. Lösen Sie für das Sodabad 300 ml Backpulver oder Natron in der vollständig mit Wasser gefüllten Badewanne auf.
7. Baden Sie für mindestens 20 Minuten im Sodabad. Wichtig zu beachten ist, dass Sie sich nach dem Bad nicht abtrocknen, sondern warten, bis Ihre Haut durch die Luft getrocknet ist.
8. Wiederholen Sie das Sodabad an 4 aufeinanderfolgenden Tagen.

Anwendungsrezept für Brustpflege in der Stillzeit

Die reinigende Wirkung des Wasserstoffperoxids kann auch in der Stillzeit nützlich sein, um den eigenen Körper und vor allem die Gesundheit des Babys zu schützen. Was viele Mütter nicht wissen, ist, dass sich durch das Nuckeln des Babys Keime an den Brustwarzen bilden können.

1. Um dies zu verhindern, tränken Sie ein sauberes Tuch in 3-prozentiger Wasserstoffperoxidlösung.
2. Wischen Sie die Brustwarzen nach dem Stillen mit dem getränkten Tuch ab. So wird der Bereich sterilisiert.

Anwendungsrezept für die Entfernung von Warzen

Wenn sich Warzen auf Schleimhäuten oder der Haut bilden, handelt es sich in den meisten Fällen um Tumore der gutartigen Sorte. Diese werden durch Humane Papillomviren hervorgerufen und finden auch aus diesem Grund großen Anklang in Bezug auf Wasserstoffperoxid. Über 750 000 Menschen sind allein jährlich von dieser Art der Infektion betroffen.

Normalerweise begrenzt sich der Verlauf auf eine einzige Warze. Wenn das Immunsystem aber geschwächt ist und die Viren freie Hand haben, kann die Anzahl der sich neu entwickelnden Viren explosionsartig ansteigen. Für die dauerhafte Entfernung ist Wasserstoffperoxid ein gutes Mittel.

1. Verwenden Sie eine hochkonzentrierte Lösung, die bei 30 % liegt und lebensmittelecht ist.
2. Rauen Sie die Warze zuvor etwas an. Achten Sie darauf, dass der angeraute Bereich nicht anfängt zu bluten. Durch das Anrauen überwindet das Wasserstoffperoxid die Hautbarriere schneller und effektiver und kann besser in das Gewebe vordringen.
3. Tragen Sie wenige Tropfen der Lösung direkt auf die Warze auf. Das umliegende, gesunde Gewebe sollte bei der Behandlung ausgespart werden.
4. Nach einer Zeitspanne, die leicht variiert, aber grundsätzlich ein paar Tage nicht überschreitet, werden Sie ein kurzes Aufblähen der Warze beobachten können. Daraufhin fällt diese Stück für Stück krümelartig ab.
5. Es bleiben bei dieser Behandlung keinerlei Narben zurück.

Anwendungsrezept gegen Pilzinfektionen allgemein

Falls Sie sich schon einmal mit einer Pilzinfektion auseinandersetzen mussten, werden Sie einen ungefähren Überblick über die vielen Mittel gegen diese Art von Infektionen haben. Sie wissen dann auch, dass gerade diese Arzneien besonders kostspielig sind. Da Wasserstoffperoxid genauso effektiv auf Pilze reagiert wie auf Bakterien oder Viren, können Sie bares Geld sparen und sich auf ein Produkt ohne zusätzliche und meist wirkungslose Zusatzstoffe verlassen. Außerdem wirken viele Mittel gegen diverse Pilze nur oberflächlich und dringen nicht in das betroffene Gewebe ein. Da Pilzsporen auch tief im Nagel oder anderen Körperzellen liegen können, dauert die Behandlung sehr lange. Es muss viel Produkt verwendet werden, bis der infektiöse Bereich herausgewachsen ist.

1. Tupfen Sie die 3-prozentige Lösung auf die betroffene Stelle und

lassen diese für 10 Minuten einwirken.

2. Wiederholen Sie den Vorgang täglich, bis der Pilz vollständig eliminiert wurde.

Anwendung bei Hautkrebs

Dieses Unterkapitel gibt leider kein direktes Anwendungsrezept aus, weil die Behandlung von Hautkrebs niemals von zuhause aus angegangen werden sollte und immer einer professionellen Observation unterliegen muss. Jedoch konnte man bereits feststellen, dass Behandlungen mit Wasserstoffperoxid einen signifikanten Unterschied bei der Behandlung von Hautkrebs machen. Schon 1960 fand der deutsche Pharmakologe und Toxikologe Reinhard Ludewig heraus, dass die Strahlenempfindlichkeit bösartiger Hauttumore erhöht werden kann, wenn diesen durch eine Sauerstoff-Therapie gezielt Sauerstoff zugesetzt wird. Krebszellen sind allgemein dafür bekannt, einen signifikanten Mangel an Sauerstoff zu haben. Je geringer die Sauerstoffsättigung ist, desto weniger reagieren die bösartigen Zellen auf die Chemotherapie. In Ludewigs Experiment wurde eine Salbe auf die Hautpartien aufgetragen. Diese Salbe enthält 20-prozentiges Wasserstoffperoxid. Direkt nach der Einwirkzeit wurde die Strahlentherapie angewandt. Dabei kam heraus, dass die Tumore förmlich zusehends schrumpften, obwohl die Intensität der Bestrahlung halbiert wurde.

Anwendungsrezept für bakteriell entstandene Scheidenentzündungen

Das bakterielle Milieu der Vagina ist im entfernten Sinne mit der Haut zu vergleichen. Auch die Vagina ist grundsätzlich von Bakterien besiedelt, die sich aber positiv auf die Gesundheit auswirken. Damit diese Wirkung gegeben ist, muss ein bestimmtes Gleichgewicht der Bakterien aufrechterhalten werden. Damit sich keine Krankheitserreger ausbreiten können, hat die Vagina im gesunden Zustand einen sauren pH-Wert von 4,5. Außerdem werden durch die Bakterien antimikrobielle Stoffe gebildet, die Krankheitserreger fernhalten. Wenn dieses kleine Ökosystem einmal aus dem

Gleichgewicht gerät, sind auch die schützenden Bedingungen nicht mehr gegeben. Der häufigste Erreger, welcher zu bakteriellen Entzündungen im Vaginalbereich führt, ist Gardnerella vaginalis. Dieser wird durch Geschlechtsverkehr übertragen und als Vaginose bezeichnet. Auf längere Sicht kann es zu einer Resistenz des Erregers gegen jegliche Behandlungsansätze kommen. Die Symptome für die Vaginose durch diesen Erreger sind sehr dünner und leicht gräulicher Ausfluss. Dieser riecht außerdem sehr unangenehm nach Fisch. Gleichzeitig steigt der pH-Wert im Milieu der Scheide an und verursacht dadurch weitere Probleme. Juckreiz, Trockenheitsgefühle oder Brennen können auch auf eine Vaginose hindeuten. Besonders tückisch an der bakteriellen Infektion ist, dass diese sich auf den gesamten vaginalen Bereich ausbreiten kann und nicht an einer speziellen Stelle verbleibt. Die Behandlung erfolgt grundsätzlich mit Hilfe von Antibiotika. Allein schwangere Frauen können aber auf diese Behandlungsweise schon nicht mehr zurückgreifen.

Da die Behandlung aber auch bei schwangeren Patientinnen möglich gemacht werden muss, setzte man in Nepal eine Studie für die Behandlung mit Wasserstoffperoxid auf. Dabei etablierte man das Oxidationsmittel als neue Behandlungsmethode, die auch noch ohne jegliche Nebenwirkungen verläuft. Bei den Studienteilnehmerinnen traten durch die Behandlung keinerlei Nebenwirkungen oder Schmerzen auf.

1. Für die Behandlung wird ein sauberes Tuch mit Wasserstoffperoxid getränkt.
2. Mit dem getränkten Tuch wäscht man die Vagina aus.
3. Den Vorgang wiederholt man für eine ganze Woche.

Anwendungsrezept für eine Mundspülung gegen Mundgeruch

Auch in den medizinischen Bereich, aber eher Richtung Kosmetik, geht das eigene Wohlbefinden und Selbstwertgefühl. Der Mundbereich macht bei jedem Menschen sehr viel aus, wenn es um das eigene Wohlbefinden und die Interaktion mit anderen geht. Der Mund und die Zähne sind eines der ersten Dinge, die andere Menschen an Ihnen wahrnehmen. Umso wichtiger ist uns häufig, dass wir gepflegt erscheinen. Dazu gehört auch ein nicht vorhandener Mundgeruch und schöne, gepflegte Zähne. Wasserstoffperoxid kann gegen Mundgeruch sehr gut eingesetzt werden, weil dieser die Bakterien und Keime eliminiert, die den Geruch überhaupt erst verursachen. Nebenbei sorgt die Anwendung für eine allgemein bessere Mundhygiene. Nebenbei hellen Sie Ihre Zähne auf eine schonende Weise etwas auf und vervollständigen das gepflegte Erscheinungsbild.

1. Lösen Sie ein paar Tropfen 3-prozentiger Wasserstoffperoxidlösung in wenig Wasser auf.
2. Führen Sie täglich eine Mundspülung mit dieser verdünnten Lösung durch. Ganz wichtig ist, dass die Lösung nicht verschluckt, sondern ausgespuckt wird.

Anwendungsrezept gegen Zahnschmerzen

Wenn Sie die aktuellen Trends im Bereich der Mundhygiene verfolgt haben, wird Ihnen das Ölziehen derweil auch ein Begriff sein. Es ist ein erneut entdecktes Verfahren, um die Mundhygiene und Zahngesundheit schonend zu fördern. Demnach ist es sinnvoll, sich das Ölziehen anzugewöhnen. Wenn Sie unter Zahnschmerzen leiden, wirkt Wasserstoffperoxid wie ein zusätzlicher, schmerzlindernder Bonus. Beim Ölziehen nehmen Sie einen gehäuften Teelöffel Kokosnussöl in den Mund und ziehen das Öl für 20 Minuten kontinuierlich durch die Zähne.

Diesen Vorgang führen Sie am besten direkt morgens nach dem Aufstehen durch und bevor Sie etwas gegessen oder getrunken haben. Spucken Sie das Öl hinterher in ein Tuch und werfen dieses weg, da Ihre Abflüsse ansonsten verstopft werden. Sie sollten das Öl auf keinen Fall herunterschlucken, da es in den 20 Minuten alle möglichen Giftstoffe und Keime aus dem Mund in sich aufgenommen hat und schädlich für Ihren Organismus ist. Die häufigste Ursache für Zahnschmerzen sind meistens Bakterien, die entweder ins Zahninnere oder an den Zahnhals gelangt sind. Dessen Ausbreitung und die Entwicklung einer Infektion verursachen in der Folge Schmerzen.

1. Fügen Sie dem Teelöffel Kokosnussöl bei Zahnschmerzen ein paar Tropfen Wasserstoffperoxid hinzu und führen Sie das Ölziehen wie gewohnt durch.

Anwendungsrezept für die Säuberung der Ohren

Besonders das Entfernen von Ohrenschmalz ist eine alltägliche Herausforderung. Die meisten Menschen säubern Ihre Ohren mit kleinen Wattestäbchen, den sogenannten Q-Tips. Diese Variante geht sehr schnell, ist aber eigentlich sehr schädlich. Durch die Verwendung dieser Wattestäbchen hat es den Anschein, als wenn Sie selbst den am tiefsten sitzenden Schmutz aus Ihren Ohren herausholen. In Wahrheit landet aber nur ein Bruchteil von Ohrenschmalz am eigentlichen Wattestäbchen. Den Rest des Schmalzes schieben Sie durch das Einführen des Stäbchens in Ihr Ohr noch tiefer in den Gehörgang. Dies geht so weit, dass Ihr eigenes Ohrenschmalz durch das Aufschieben irgendwann den Gehörgang vollständig blockiert und Sie nicht mehr richtig hören können. Diese Blockade kann nur noch durch eine professionelle Reinigung des Ohrenarztes beseitigt werden. Damit die Situation gar nicht erst aufkommt, empfiehlt sich eine Reinigung mit Wasserstoffperoxid sehr.

2. Lassen Sie das Ohrenschmalz von allein bis nach vorne an die Öffnung des Gehörgangs laufen.
3. Tränken Sie dann ein Wattestäbchen in 3-prozentiger Wasserstoffperoxidlösung.
4. Reiben Sie das getränkte Wattestäbchen vorsichtig am Eingang des Ohres entlang.

Anwendungsrezept für eine freie Nase

Egal, ob Sie eine Erkältung haben oder an Heuschnupfen leiden. Blockierte Atemwege sind ein großes Leid und dazu gehört auch die Nase. Es ist wissenschaftlich bewiesen, dass handelsübliches Nasenspray förmlich süchtig machen kann. Da sich eine verstopfte Nase aber nicht durch gute Gedanken lösen lässt, kann Wasserstoffperoxid wie ein Laubbläser für die

Atemwege wirken, ohne dabei abhängig zu machen. Sie können Ihr Nasenspray ganz einfach selbst herstellen.

1. Vermischen Sie einen Esslöffel 3-prozentiger Wasserstoffperoxidlösung mit einer Tasse Wasser.
2. Füllen Sie einen Teil der Mischung in ein leeres Nasensprayfläschchen und benutzen dieses, sobald die Nase verstopft wird.

Anwendungsrezept für verfärbte Fuß- und Fingernägel

Durch den bereits bekannten bleichenden Effekt von Wasserstoffperoxid können auch verfärbte Finger- und Fußnägel aufgehellt werden.

1. Tränken Sie einen Wattebausch in 3-prozentiger Wasserstoffperoxidlösung und wischen Sie den Nagel mit dem Wattebausch ab.
2. Es sollte sofort ein Ergebnis sichtbar sein.

Exkurs: Weitere erfolgreich durchgeführte Studien zu diversen Erkrankungen

Neben konkreten Handlungshinweisen für eine ganze Reihe von unterschiedlichen Erkrankungen gibt es noch viele weitere verzeichnete Erfolge und Studien, die in allen Bereichen der Medizin Erfolge erzielen konnten. Man fand beispielsweise heraus, dass Lungentuberkulose und Asthma entgegengewirkt werden kann, wenn man die Betroffenen eine 6-prozentige Wasserstoffperoxidlösung inhalieren lässt. Gegen Hauttuberkulose hilft das Aufsprühen einer 15-prozentigen Wasserstoffperoxidlösung. Genau das gleiche Verfahren wurde im Rahmen der Behandlung von Basalzellenkrebs erfolgreich angewandt. Studienteilnehmern mit generellen Durchblutungsstörungen wurde eine Salbe mit einem Wasserstoffperoxidgehalt von 10 bis 20 % aufgetragen. Auch hier verzeichnete man durchweg positive Erfolge. Selbst bei Kopfschmerzen half die niedrig dosierte Salbe mit 10 %, wenn man diese auf die Schläfen oder andere Schmerzpunkte des Kopfes auftrug. Bei der Behandlung einer Bindehautentzündung mit Wasserstoffperoxid würden viele Patienten wahrscheinlich zurückschrecken, weil die Angst vor Schmerzen oder Verätzungen direkt am Auge einfach zu groß ist.

Diese Praxis ist auch bisweilen nicht gängig, half aber im Rahmen von Studien bislang sehr gut. Um die Entzündung zu eliminieren, tupfte man 3-prozentige Wasserstoffperoxidlösung vorsichtig auf den Lidrand und erlangte Erfolge. Um gegen Uteruskrebs vorzugehen, injizierte man Wasserstoffperoxid durch eine stumpfe Kanüle bereits in den Uterus. Man verzeichnete einen Rückgang der bösartigen Zellen und bessere Ergebnisse bei der Chemotherapie.

Des Weiteren gelang es einer Forschergruppe, die Ausmaße einer Berührung von Giftpflanzen zu minimieren. Dabei wurde die 3-prozentige Wasserstoffperoxidlösung direkt auf die Kontaktstelle gesprüht, welche mit der Giftpflanze in Berührung kam. Die Ergebnisse kann man auf alle möglichen Giftpflanzen beziehen. Zudem machten Probanden positive Erfahrungen mit Wasserstoffperoxid im Rahmen von Herz-Kreislauf-Problemen. Sobald die Kreislaufprobleme spürbar waren, tranken sie ein Glas Wasser, in dem 30 Tropfen des Oxidationsmittels gelöst waren und verspürten sehr schnell eine Besserung.

Wie Sie vielleicht bereits wahrgenommen haben, hilft Wasserstoffperoxid bei diversen Erscheinungen von Krebs. Krebsbehandlungen sind sich oft sehr ähnlich und der Ursprung ist immer eine entartete Zelle, die sich vermehrt und dem Körper Schaden zufügt. Dabei mutieren Krankheitserreger wie Pilze, Bakterien oder Viren und passen sich jedes Mal aufs Neue an die veränderten Bedingungen an. Auf Dauer werden die infektiösen Fremdkörper robuster, sodass auch neue Medikamente auf den Markt gebracht werden müssen, da die alten Präparate durch die Mutation nicht mehr richtig wirken können. Die einzige Konstante in der Krebsbehandlung war immer schon die Chemotherapie.

Egal, wie sehr ein Krankheitserreger oder eine Zelle mutierte, Bestrahlung stellt bis heute die Axt im Walde dar. Das bemerkenswerte an Krebserkrankungen ist, dass die Patienten oft nicht an dem eigentlichen Krebs sterben. Sehr viele Betroffene haben durch den Krebs einfach ein so geschwächtes Immunsystem und ein so saures Körpermilieu, dass Ihnen letztendlich durch Krankheitserreger der Todesstoß versetzt wird. Die Bedingungen für Fremdkörper sind während des Krebsbefalls so gut, dass sich jegliche pathogenen Keime rasend schnell ausbreiten können. In einer Situation, in der der Körper gegen den Krebs kämpft und zusätzlich durch die aggressive Behandlung geschwächt ist, schreit es nach Mitteln, die möglichst effektiv sind, aber keinen zusätzlichen Schaden mehr anrichten. Mittel wie Wasserstoffperoxid, Chlordioxid und Natriumcarbonat sind aus bereits genannten Gründen wie gemacht für diese Position.

REZEPTE FÜR ANWENDUNGEN ZUM SELBST HERSTELLEN IM HAUSHALT

Nun haben Sie sehr viel mehr über das breite Anwendungsspektrum von Wasserstoffperoxid gehört und sind mit diesem Wissen und den praktischen Anleitungen sehr gut für kommende Erkrankungen gewappnet. Die folgenden Beispiele werden Ihnen nun aufzeigen, wieso die Flasche Wasserstoffperoxid nicht nur in Ihren Arzneimittelschrank gehört, sondern auch zu den Reinigungsmitteln und Weiterem gestellt werden sollte. Erst hier wird richtig klar, was für ein Allrounder die Molekülverbindung ist und wie viele alltägliche Probleme Sie mit dem Griff zu dieser Flasche lösen können. Nachdem Sie sich das neue Wissen angeeignet haben und immer darauf zurückgreifen können, werden jegliche Haushaltsbücher und gute Ratschläge vor Neid erblassen.

Anwendungsrezept zur Oberflächenreinigung

Der erste praktische Tipp ist direkt in Ihrem ganzen Zuhause anwendbar und bezieht sich auf die Reinigung von Oberflächen allgemein. Wasserstoffperoxid macht selbst vor den Sanitäranlagen und der Küche keinen Halt. Dementsprechend können Sie dieses als Reinigungsmittel auch im Bad, für die Toilette an sich und in der Küche verwenden. Auch Schneidebretter oder andere Utensilien, die regelmäßig mit Lebensmitteln in

Berührung kommen oder durch Keime belagert werden, dürfen behandelt werden. Wenn Sie Ihren Kühlschrank mit der Lösung ausputzen und mit klarem Wasser nachwischen, bleibt dieser sehr viel länger frisch und sauber. Durch die Reinigung mit der 3-prozentigen Lösung werden bereits alle schädlichen Bakterienstämme eliminiert. Da Bakterien im Haushalt und in der Wäsche auch die Düfte verursachen, riechen die gesäuberten Gegenstände oder Oberflächen nach der Reinigung deutlich frischer als zuvor. Die Reinigung von Kinderspielzeug steht hier besonders im Vordergrund. Sicher kennen Sie die Phase, in der die Kinder alles in den Mund nehmen möchten, was auch vollkommen legitim ist und zum Lernprozess gehört. Da ein Bakterienbefall dadurch aber besonders begünstigt wird, sollten Sie vor dem Spielzeug nicht Halt machen.

1. Tränken Sie einen Putzlappen in der 3-prozentigen Wasserstoffperoxidlösung. Wenn Sie Utensilien reinigen, die hinterher wieder mit Lebensmitteln in Kontakt kommen, macht es Sinn, auch eine lebensmittelechte Lösung ohne Stabilisatoren zu verwenden.
2. Reinigen Sie mit dem getränkten Lappen den gewünschten Bereich.
3. Wischen Sie mit einem sauberen Lappen und kaltem Wasser nach, um überschüssiges Oxidationsmittel wieder zu entfernen.

Anwendungsrezept zum Besteck polieren

Wenn Sie Besteck geerbt haben oder dieses bereits seit vielen Jahren besitzen, kennen Sie sicherlich das Problem, dass es anläuft. Dieser Prozess äußert sich immer durch die matte, dunkle Farbe, die das Besteck annimmt. Für die Reinigung mit Wasserstoffperoxid ist es egal, ob Sie Besteck aus echtem Edelstahl haben oder eine Versilberung vorliegt. In beiden Fällen kann das Oxidationsmittel keinen Schaden anrichten.

1. Füllen Sie die 3-prozentige Wasserstoffperoxidlösung in eine Sprühflasche.
2. Sprühen Sie das Besteck an und lassen die Lösung für mindestens 5 Minuten einwirken.
3. Polieren Sie dann mit einem sauberen Tuch nach. Verwenden Sie

am besten ein sehr helles oder sowieso altes Tuch, da die Lösung das Putztuch bleichen könnte und dann die ursprüngliche Farbe verblasst.

Anwendungsrezept für die Fleckenentfernung aus weißer Wäsche

Das, was Sie bei dem Putztuch für Ihr Besteck nicht erreichen wollten, wird bei der Behandlung von Flecken gezielt hervorgerufen. Wenn Sie einen Fleck entdecken, der sich partout nicht auswaschen lassen möchte, ist das Peroxid der Retter in der Not. Selbst die hartnäckigsten Flecken haben gegen die oxidative Wirkung in Kombination mit dem bleichenden Effekt keine Chance. Dazu gehören unter anderem Blut, Rotwein, Grasflecken oder Verfärbungen durch Schweiß auf heller Kleidung.

1. Tauchen Sie ein sauberes Tuch in die 3-prozentige Lösung und tupfen dieses dann vorsichtig auf den vorhandenen Fleck.
2. Lassen Sie die Lösung zunächst nur 3 Minuten lang einwirken. Bei zu langer Einwirkzeit wird nicht nur der Fleck entfernt, sondern auch das befleckte Gewebe gebleicht.
3. Nach der Einwirkzeit sollte die Stelle mit dem Fleck gut mit Wasser ausgewaschen werden.
4. Waschen Sie das Kleidungsstück dann wie gewohnt in der Waschmaschine mit.

Anwendungsrezept zum Bleichen von Wäsche

Ist Ihnen der weiße Riese zu teuer und Ihre Wäsche zu dunkel? Dann schlagen Sie zwei Fliegen mit einer Klappe und greifen zu Wasserstoffperoxid. Besonders weiße Kleidung, Handtücher, Bettwäsche und Laken erhalten ihr natürliches Weiß zurück, wenn das Oxidationsmittel den Grauschleier wegbleichen konnte. Zusätzlich verzichten Sie auf jegliche chemische Bleichmittel, die Ihnen durch Rückstände in der Wäsche gesundheitlich schaden würden. Außerdem entlasten Sie damit das Grundwasser und die Wasseraufbereitungsanlagen.

1. Laden Sie die weiße Wäsche wie gewohnt in die Waschmaschine.
2. Fügen Sie eine Tasse Wasserstoffperoxidlösung hinzu.
3. Warten Sie eine Einwirkzeit von 20 bis 30 Minuten ab.
4. Waschen Sie die Wäsche dann wie üblich.

Anwendungsrezept zum Entfernen von Schimmel

Die meisten Ablagerungen von Schimmel befinden sich oft an schwer zugänglichen Stellen. Häufig findet man diese aber auch an Dichtungen diverser Geräte. Dazu gehört der Kühlschrank oder die Waschmaschine, aber auch die Fenster oder die Spülmaschine. Auch das Badezimmer ist ein gern gesehenes Zuhause von Schimmel aller Art. Schimmel bevorzugt ein feuchtes Milieu. Achten Sie deshalb auch im Winter darauf, Ihre Wohnräume ausreichend zu lüften. In gut durchlüfteten Wohnräumen fällt es dem Schimmel deutlich schwerer, sich breit zu machen und Sie halten die Luftfeuchtigkeit automatisch auf einem moderaten Niveau. Jegliche Erscheinungen von Schimmel lassen sich durch die Lösung aber sehr gut beseitigen. Der leicht säuerliche Charakter von Wasserstoffperoxid ist ausschlaggebend für die erfolgreiche Bekämpfung jeder Schimmelsorte. Zudem ist diese Anwendung im Gegensatz zu Behandlungen mit Essig oder Chlor geruchlos und angenehmer.

1. Tränken Sie ein Reinigungstuch in 3-prozentiger Wasserstoffperoxidlösung.
2. Reiben Sie mit dem Tuch über die von Schimmel befallenen Stellen.
3. Wischen Sie mit klarem Wasser und einem sauberen Tuch nach.
4. Für größere Flächen mit Schimmelbefall befüllen Sie eine Sprühflasche mit der Lösung.
5. Sprühen Sie die Lösung auf den Schimmel und warten eine Einwirkzeit von 30 Minuten ab.
6. Daraufhin kann das Oxidationsmittel wieder abgewischt werden.

Anwendungsrezept zum Pflegen der Zimmerpflanzen

Wie Sie gelernt haben, ist die natürliche Molekülverbindung auch in

Obst und Gemüse und in Pflanzen generell vorhanden. Da Wasserstoffperoxid auch dort seine Daseinsberechtigung hat und zum Leben benötigt wird, fungiert es im Kontext der Pflanzen als effektives Pflegemittel. Durch die Pflege wird den Pflanzen mehr Sauerstoff zugeführt. Zusätzlich können sich keine Pilze, Algen oder andere Schädlinge ausbreiten.

1. Mischen Sie einen Esslöffel Wasserstoffperoxidlösung mit einem Liter Wasser.
2. Besprühen Sie Ihre Zimmerpflanzen zweimal in der Woche mit dieser Mischung.

Anwendungsrezept für die Keimung von Samen

Wenn Sie zu Ungeduld neigen, wird Ihnen dieser Tipp besonders gut gefallen. Durch die Behandlung der Pflanzensamen keimen diese schneller und Sie müssen nicht so lange auf neues Wachstum warten. Jegliche Pilzsporen, die das Keimen der Sämlinge verhindern oder verlangsamen würden, werden abgetötet.

1. Weichen Sie die Sämlinge in einer Wasserstoffperoxidlösung ein, bevor Sie diese pflanzen.

Anwendungsrezept gegen Schimmelbefall auf Pflanzen

Wenn die Pflanzen durch den Schimmel bereits erreicht wurden, ist die Hoffnung noch nicht verloren.

1. Befüllen Sie für die Bekämpfung von Schimmel auf Ihren Pflanzen eine Sprühflasche mit 3-prozentiger Wasserstoffperoxidlösung.
2. Sprühen Sie die befallenen Bereiche der Pflanze mit der Lösung ein.
3. Es sollte eine schnelle Verbesserung erfolgen.

Anwendungsrezept für einen geruchsfreien Kühlschrank

Wer kennt die Problematik nicht? Man hat einiges im Kühlschrank, verliert schnell den Überblick über das Mindesthaltbarkeitsdatum von vielen Produkten oder ist einfach eine Weile im Urlaub und hat etwas im Kühlschrank vergessen. Auch wenn die Kühlung vieler Lebensmittel für eine längere Haltbarkeit sorgt und das Mindesthaltbarkeitsdatum nicht impliziert, dass etwas sofort schlecht ist und weggeworfen werden muss, passiert es manchmal trotzdem. Wir öffnen den Kühlschrank und auf einmal strömt uns ein unangenehmer Geruch in die Nase. Wenn Sie nicht gerade besonders geruchsintensiven Käse im Kühlschrank lagern, ist schnell klar, dass ein Lebensmittel verdorben ist. Die Duftquelle in den Müll zu schmeißen, beseitigt zunächst die Quelle des Gestanks. Gerüche sind aber dafür bekannt, sich an alles heften zu können und somit riecht der Kühlschrank in den meisten Fällen immer noch nach Fäulnis. Da Wasserstoffperoxid Bakterien, die die Gerüche überhaupt erst verursachen, neutralisieren kann, liegt die Anwendung sehr nahe. Wenn Schimmelpilze der Übeltäter sind, werden diese genauso durch die leichte Säure eliminiert.

Der Kühlschrank wird nicht nur von Gerüchen befreit, sondern auch desinfiziert, sodass keine Schimmelpilzsporen verbleiben, die sich erneut vermehren könnten.

- Füllen Sie 3-prozentige Wasserstoffperoxidlösung in eine Sprühflasche.
- Sprühen Sie den gesamten Kühlschrank aus.
- Warten Sie eine Einwirkzeit von mindestens 15 Minuten ab.
- Wischen Sie die Reste der Lösung mit einem Küchentuch aus und befüllen Sie den Kühlschrank daraufhin wieder mit Lebensmitteln.

Anwendungsrezept gegen unangenehme Gerüche in Kleidung

Manchmal haben wir im Alltag Kleidungsstücke, die selbst nach einem Waschdurchgang noch riechen. Diese Gerüche werden, wie so viele andere Düfte, durch Bakterien verursacht. Sind die Bakterien besonders hartnäckig oder der Waschgang nicht stark genug, verbleibt eine Vielzahl dieser duftgebenden Bakterien im Stoff. Wenn Sie schon mehrmals Probleme mit hartnäckigen Gerüchen hatten, gibt es eine Möglichkeit, die Wäsche dementsprechend vorzubehandeln. So müssen Sie die betroffenen Kleidungsstücke nicht bei mehreren Waschladungen dazu legen und sparen am Ende womöglich Geld durch geringeren Wasser- und Stromverbrauch.

1. Mischen Sie ein paar Tropfen Wasserstoffperoxid mit einer ganzen

Flasche Essig in einer Waschschüssel oder im Waschbecken.
2. Weichen Sie die Kleidung daraufhin in der Mischung ein.
3. Warten Sie eine Einwirkzeit von 30 Minuten ab.
4. Spülen Sie die Kleidung dann mit Wasser aus oder geben Sie diese mit in die Waschmaschine.
5. Wenn dann immer noch nicht alle Gerüche beseitigt wurden, kann der Prozess des Einweichens wiederholt werden.

Anwendungsrezept für einen Teppichreiniger

Ähnlich wie in Kleidung gibt es auch in Teppichen häufig Flecken, die hartnäckig sind. Zudem kann man weitaus nicht jeden Teppich einfach so einem Waschgang unterziehen. Entweder scheitert es an dem Material des Teppichs oder schlichtweg an der enormen Größe. Da Teppiche genauso oft durch besonders hartnäckige Flecken heimgesucht werden wie diverse Kleidungsstücke, verspricht das Wasserstoffperoxid auch in diesen Fällen eine gute Abhilfe. Bevor Sie die folgenden Schritte anwenden, sollten Sie das Teppichmaterial mit Wasserstoffperoxid zuvor an einer unauffälligen Stelle testen, um sicher zu gehen, dass der Stoff die oxidative Lösung auch aushalten kann.

1. Füllen Sie 3-prozentige Wasserstoffperoxidlösung in eine Sprühflasche.
2. Sprühen Sie die Lösung auf die Stelle mit dem Fleck.
3. Lassen Sie die Lösung nicht länger als 3 Minuten lang einwirken.
4. Rubbeln Sie die Stelle anschließend mit einem feuchten Tuch ab. Auch hier sollten Sie das Tuch nur mit kaltem Wasser angefeuchtet haben, da Wasserstoffperoxid unter Wärmeeinfluss schnell zerfällt.

Anwendungsrezept zur Desinfektion speziell für die Küche

Es wurden im Voraus bereits einige Anwendungsrezepte und Beispiele für diverse Bereiche in der Küche gegeben. Die eigentlichen Reinigungsutensilien, die Sie benutzen, wie Küchenschwämme, Küchenlappen oder die Küchenspüle allgemein dürfen aber ebenso wenig außer Acht gelassen werden.

Da Sie mit diesen Helfern alle anderen Bereiche der Küche säubern, ist die Keimfreiheit und Sauberkeit gerade an dieser Stelle besonders wichtig. Sie können noch so viel von den hier genannten Tipps anwenden und Ihr Zuhause förmlich auf den Kopf stellen. Wenn Sie Ihre eigentlichen Arbeitsgeräte nicht auch sauber halten, bringt der ganze Fleiß am Ende des Tages nur wenig und Sie verteilen die Keime womöglich noch an sensiblen Stellen. Tatsächlich wurde schon wissenschaftlich bewiesen, dass die täglich genutzten Küchenlappen mehr Keime enthalten können als das Innere einer Toilette. Da es sicher ist, im Grunde Ihr ganzes Zuhause und im medizinischen Rahmen sogar sich selbst mit Wasserstoffperoxid gesund und sauber zu halten, spricht auch in diesem Fall nichts gegen die Verwendung.

1. Um die Spüle und Ihre Utensilien zu reinigen, räumen Sie diese zunächst komplett leer und entfernen vorab alle groben Schmutz- und Speisereste.
2. Befüllen Sie die Spüle mit warmem Wasser und geben Sie eine halbe Tasse der Wasserstoffperoxidlösung dazu.
3. Legen Sie dann Ihre Küchenschwämme und Küchenlappen in das Wasser.
4. Warten Sie eine Einwirkzeit von mindestens 30 Minuten ab. In dieser Zeit werden sowohl die Bakterien in den Utensilien also auch die in der Spüle selbst eliminiert.
5. Nutzen Sie dann die Gelegenheit und putzen Sie alle umliegenden Arbeits- und Spülflächen sowie den Herd mit der Mischung ab.
6. Lassen Sie das Wasser dann ablaufen und spülen alles noch einmal mit kaltem Wasser ab.

Anwendungsrezept zur Aufwertung des Geschirrs in der Geschirrspülmaschine

Die Geschirrspülmaschine ist unser aller Alltagsheld. Wir sparen so viel Zeit, Arbeit und tatsächlich auch Wasser mit einer

Geschirrspülmaschine. Diese arbeitet fast immer sehr zuverlässig, sodass auch wirklich alles nach nur einem Waschgang sauber und trocken wieder in die Schränke geräumt werden kann. Um die Wirkung eines glänzenden Geschirrs, das keine Verfärbungen, Trübungen oder Wasserflecken bekommt, länger beizubehalten, empfiehlt sich das Oxidationsmittel.

1. Um dauerhaft lupenreines Geschirr aus dem Geschirrspüler zu holen, geben Sie bei jedem Waschgang ein paar Tropfen der Lösung mit zum eigentlichen Waschmittel.

Anwendungsrezept zum naturbelassenen Reinigen von Gemüse und Obst

Sie haben sicherlich schon so oft gehört, dass man das Obst und Gemüse, welches man im Supermarkt kauft, sehr gut abwaschen oder schälen soll. Sehr viele Obst- und Gemüsesorten verbergen aber gerade direkt in oder unter ihrer Schale die allermeisten Vitamine, die unserem Körper so viel Gutes tun. Folglich schälen die meisten Menschen ihr Obst und Gemüse nicht und waschen es lieber ab. Aber warum sollen wir unsere frischen Vitaminbomben eigentlich so besonders gut abwaschen? Die naheliegendste Antwort, die Ihnen bestimmt auch sofort in den Sinn gekommen ist, ist die vorherige Behandlung dieser Frischwaren. Damit sich die Produkte lange halten und ohne Beschädigungen wachsen können, werden sie mit Pestiziden behandelt oder manche Sorten, wie viele Äpfel, mit künstlichen Mitteln bespritzt. Die Schale der Äpfel fühlt sich dann an, als läge auf dem eigentlichen Obst noch eine zusätzliche Wachsschicht. All diese künstlichen Zusätze und Pestizide schaden dem menschlichen Körper aber genauso wie jedem anderen lebenden Wesen.

Das ist ein sehr plausibler Grund, aber leider nicht der einzige, wieso alles Frische im besten Fall ganz gründlich und lange gewaschen wird. Viele frische Lebensmittel, auf die man im Supermarkt offen zugreifen kann, sind mit unzähligen Mengen und Arten von Keimen bedeckt. Wenn Sie einmal genauer über diese Tatsache nachdenken, wird sie Ihnen logisch erscheinen. Die Lebensmittel, die hier das Hauptthema sind, liegen von morgens bis abends offen. Tausende von Menschen gehen in dieser Zeit daran vorbei, berühren viele Produkte einzeln und nehmen dann doch nur ein einziges. Selbst die Kunden, die nicht alles anfassen, um zu testen, welche Frucht die beste ist, niesen oder husten womöglich im Vorbeigehen.

Der feine Nebel, der durch ein Husten oder Niesen ausgestoßen wird, verteilt sich in einem Radius von mindestens zwei Metern um die Person herum. Die Gänge in den meisten Supermärkten erinnern nun mal nicht gerade an weite Wege. Dadurch bekommt das offen gelegte Obst und Gemüse viele Bakterien und Keime all dieser Menschen ab. Um alle schadenden Chemikalien und natürlichen Keime auszulöschen, ist ein kurzes Bad der Lebensmittel sehr effektiv. Besonders effektiv ist der Prozess bei allen Produkten, die eine dickere Schale haben. Produkte mit dünnerer Schale sollten eher unter heißem Wasser gespült werden.

Am effektivsten ist die folgende Methode also zum Beispiel bei Kartoffeln, Äpfeln, Zucchini, Mandarinen, Zitronen und Orangen.

1. Füllen Sie Ihr Spülbecken zur Hälfte mit lauwarmem Wasser.
2. Mischen Sie ein paar Tropfen von 3-prozentiger Wasserstoffperoxidlösung hinzu.
3. Waschen Sie Ihr Obst und Gemüse dann in der Mischung.

Anwendungsrezept für effektiven Fugenreiniger

Die meisten Menschen haben in ihren eigenen vier Wänden fast ausschließlich sehr helle oder komplett weiße Fugen verarbeitet. Oft ist der Nachteil bei dieser Farbwahl aber, dass die Fugen im Laufe der Jahre verblassen, sich verfärben oder anfallender Schimmel besonders sichtbar wird. Viele Leute behelfen sich mit handelsüblichen Reinigern, schrubben die Fugen richtig sauber und erzielen auch effektive Ergebnisse mit diesem Vorgehen. Was danach folgt, ist aber im Grunde der Jo-Jo-Effekt der Reinigung. Sie haben sich vielleicht besonders viel Mühe gegeben, Ihre Fugen erstrahlen in neuem Weiß und der gesäuberte Bereich sieht quasi aus wie neu.

Nach wenigen Wochen ist der neue Glanz trotz aller Mühen aber leider schon wieder verflogen und die Putzerei geht von vorne los. Diesen

Kreislauf wird man wohl nie ganz aushebeln können, man kann aber den Turnus und die Zeit von schönen und sauberen Fugen deutlich verlängern und umweltfreundlicher machen. Im Gegensatz zu aggressiven Mitteln, die Ihnen durch die Anwendung wahrscheinlich auch noch selbst schaden, löst Wasserstoffperoxid im Gemisch das Problem auf mildere Art und Weise.

1. Mischen Sie Wasserstoffperoxid mit einer Konzentration von 35 % mit normalem Mehl zu einer Paste. Welches Mehl Sie verwenden, ist egal, ein weißes Mehl wäre aber von Vorteil, da dieses dann nicht noch zusätzlich abfärben kann.
2. Tauchen Sie eine Zahnbürste in die Paste ein und fahren Sie damit über die Fugen oder über all die Stellen mit dunklen Verfärbungen.
3. Lassen Sie die Paste am besten über Nacht einwirken. Dies stellt kein Problem dar, da die Mischung ja keine Geruchsentwicklung mit sich bringt.
4. Spülen Sie die behandelten Fugen am nächsten Tag gründlich ab.

Anwendungsrezept gegen Keime und für die eigene Reinigung der Luft

Das letzte Unterkapitel widmet sich der Reinigung, ohne sich direkt auf einen Bereich oder Gegenstand zu beziehen. Sie haben nun sehr viel darüber gelernt, wie Sie körperliche Baustellen und auch die im Haushalt sehr gut mit nur einem einzigen Mittel bewältigen können. Das allerletzte Unterkapitel für alle Anleitungen und Rezepte widmet sich also nun der Reinigung von dem, was uns alle zu jeder Tages- und Nachtzeit umgibt, unserer Luft. Die folgende Anleitung setzt voraus, dass Sie einen Luftbefeuchter besitzen. Ist dies nicht der Fall, sollte dieser Artikel also auf Ihrer nächsten Einkaufsliste ganz weit oben stehen. Die Durchführung der Anleitung bewirkt eine Keimbefreiung und Desinfektion der Raumluft. Der Luftbefeuchter, den Sie nutzen, wird natürlich dadurch auch gereinigt und in Folge während des Betriebes wieder wesentlich leiser. Wenn Sie eine Erkältung haben, lohnt sich die Reinigung der Luft mit dem Luftbefeuchter besonders. Lassen Sie diesen dafür über die gesamte Nacht laufen.

1. Mischen Sie 4 Liter Wasser mit einem großen Glas von 3-prozentiger Wasserstoffperoxidlösung.
2. Füllen Sie die Lösung in den Luftbefeuchter und schalten Sie das Gerät ein.

DAS ENDE DER THEORIE UND DER ANFANG DER PRAXIS

Nun ist es soweit. Sie sind am Ende dieser großen Reise durch die Welt des Wasserstoffperoxids angekommen. Auf dem Weg haben Sie hoffentlich viele neue Erkenntnisse gewinnen können und verstanden, wie viel dieser Stoff kann. Hinter so einer einfachen Molekülverbindung steckt eine ganze Welt voller neuer spannender Hinweise und Möglichkeiten und Sie haben sich nur mit einem dieser natürlichen Stoffe befasst. Am Anfang erlebten Sie die Geschichte des Oxidationsmittels mit und konnten dadurch besser nachvollziehen, wie es überhaupt entstanden ist. Forscher mögen Wasserstoffperoxid vielleicht bereits vor Jahrhunderten entdeckt haben. Wirklich existieren tut es aber bereits seit Millionen von Jahren. Der Stoff wird heutzutage häufig sehr gefürchtet. Dies ist dem völlig unbegründet schlechten Image zu verdanken. Welchen Anteil das liebe Geld und die Pharmaindustrie daran hat, können Sie selbst logisch herleiten.

Wasserstoffperoxid ist im Grunde ein ungeschliffener Rohdiamant. Die Verbindung ist so elementar und simpel und doch so vielseitig in all ihren Möglichkeiten. Der Stoff ist im Grunde ein versteckter Schatz. Er kann so viel und es sind sich trotzdem so wenig Menschen darüber bewusst, was man damit alles bewirken kann. Ja, es gibt wie bei so vielen Dingen in unserer Welt auch eine gefährliche Seite und nur eine Möglichkeit, diese komplett ausschließen zu können. Das Wissen schleift den wertvollen Rohdiamanten nicht nur zu einem gezielten Werkzeug für im Grunde alle alltäglichen Probleme. Wer seinen Rohdiamanten selbst geschliffen hat und im Umgang sicher ist, kann im Grunde nichts falsch machen. Das Risiko sinkt mit genug Wissen und etwas Bedacht so gut wie auf null.

Sie können sich glücklich schätzen, denn wenn Sie tatsächlich bis hierhin gekommen sind und sich den Großteil dieser Kapitel aufmerksam durchgelesen haben, öffnet Ihnen Ihre Neugier ganz neue Türen. Auch wenn Sie den Teil mit der Geschichte und den Raketen als Bonus für besonders Interessierte übersprungen haben, was absolut kein Verbrechen ist, so konnten Sie doch die Essenz von Wasserstoffperoxid begreifen und sich bewusst machen, dass man der generellen Meinung oder dem Image über manche Dinge nicht immer blinden Glauben schenken muss und sollte. Sie sind nun in der Lage, selbst zu entscheiden, für welche Probleme Sie noch in die Apotheke gehen möchten und vor allem wie oft. Sie haben in der Hand, wie viele und welche Arzneimittel Sie Ihrem Körper zumuten möchten oder wo Sie sich selbst einfach nur durch simple Zufuhr von Sauerstoff heilen können.

Bedenken Sie trotz aller positiven Eigenschaften, die Wasserstoffperoxid mit sich bringt, auch immer, dass jeder menschliche Körper anders auf Molekülverbindungen reagiert. Wenn Sie manches austesten und feststellen, dass Sie allergisch reagieren, sollten Sie trotz aller verlockenden Möglichkeiten kein Wasserstoffperoxid nutzen. Zudem ersetzt dieser Artikel in keinster Weise die Meinung eines qualifizierten Facharztes. Lassen Sie sich bei jeglichen körperlichen Beschwerden oder Problemen, die in den medizinischen Bereich rutschen, ärztlich untersuchen und sprechen Sie jede Idee zur Behandlung mit Wasserstoffperoxid mit dem behandelnden Arzt ab.

Selbst wenn Sie zu der Personengruppe gehören, die Wasserstoffperoxid nicht für den Körper anwenden dürfen, bleibt Ihnen immer noch die ganze Bandbreite an Einsatzmöglichkeiten für den Haushalt und den Alltag. Ihr Wissen über effektive Reinigung und Desinfektion grenzt an das eines Tatortreinigers. Mit diesem Wissen können Sie alle möglichen Keimherde und Quellen für infektiöse Erkrankungen auslöschen und Ihr Leben sauber halten.

Jetzt heißt es von der Theorie in die Praxis überzugehen. Trauen Sie sich, Ihr neugewonnenes Wissen in die Tat umzusetzen und verbessern Sie Ihre eigene Lebensqualität nachhaltig und langfristig.

Wir danken Ihnen für Ihr Interesse und Ihr Vertrauen. Als Dankeschön dafür, haben wir eine besondere Überraschung. Wir haben **100 exklusive Fakten über Wasserstoffperoxid**, nur für Sie. Und diese erhalten Sie vollkommen kostenlos. Das klingt wunderbar? Dann warten Sie nicht lange und holen Sie sich Ihr Gratis-Geschenk.

Hier geht es zu Ihrem Gratis-Geschenk:

https://forms.gle/PVHJqgZCJUgJ8Zs38

1. **Öffnen Sie die Kamera-App auf Ihrem Smartphone und richten Sie die Kamera auf den QR-Code.**
2. **Klicken Sie auf den Link, der Ihnen angezeigt wird und schon werden Sie zur Website weitergeleitet.**

Impressum

Herausgeber: Pegoa Global Media GmbH / Am Sandtorkai 27 / 20457 Hamburg
Kontakt: kontakt@pegoamedia.de
Coverbild: Shutterstock

Haftungsausschluss:
Die Nutzung dieses Buches und die Umsetzung der enthaltenen Informationen, Anleitungen und Strategien erfolgt auf eigenes Risiko. Der Autor kann für etwaige Schäden jeglicher Art aus keinem Rechtsgrund eine Haftung übernehmen. Haftungsansprüche gegen den Autor für Schäden materieller oder ideeller Art, die durch die Nutzung oder Nichtnutzung der Informationen bzw. durch die Nutzung fehlerhafter und/oder unvollständiger Informationen verursacht wurden, sind grundsätzlich ausgeschlossen. Rechts- und Schadenersatzansprüche sind daher ausgeschlossen. Dieses Werk wurde sorgfältig erarbeitet und niedergeschrieben. Der Autor übernimmt jedoch keinerlei Gewähr für die Aktualität, Vollständigkeit und Qualität der Informationen. Druckfehler und Falschinformationen können nicht vollständig ausgeschlossen werden. Es kann keine juristische Verantwortung sowie Haftung in irgendeiner Form für fehlerhafte Angaben vom Autor übernommen werden. Die bereitgestellten Analysen, Vorschläge, Ideen, Meinungen, Kommentare und Texte sind ausschließlich zur Information bestimmt und können ein individuelles Beratungsgespräch nicht ersetzen. Alle Informationen dieses Buches entsprechen dem Kenntnisstand zum Zeitpunkt des Verfassens dieses Buches. Eine Haftung für mittelbare und unmittelbare Folgen aus den Informationen dieses Buches ist somit ausgeschlossen.
Informieren Sie sich weitläufig aus unterschiedlichen Quellen und bedenken Sie, dass am Ende nur Sie für die Entscheidungen verantwortlich sind.

Haftung für externe Links:
Unser Angebot enthält Links zu externen Websites Dritter, auf deren Inhalte wir keinen Einfluss haben. Deshalb können wir für diese fremden Inhalte auch keine Gewähr übernehmen. Für die Inhalte der verlinkten Seiten ist stets der jeweilige Anbieter oder Betreiber der Seiten verantwortlich. Die verlinkten Seiten wurden zum Zeitpunkt der Verlinkung auf mögliche Rechtsverstöße überprüft. Rechtswidrige Inhalte waren zum Zeit-punkt der Verlinkung nicht erkennbar.

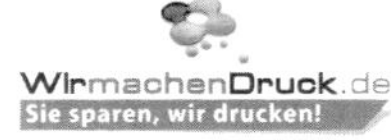